江南程氏

针灸

经验集

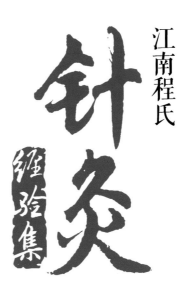

陈章妹 张 琪 张建明◎主编

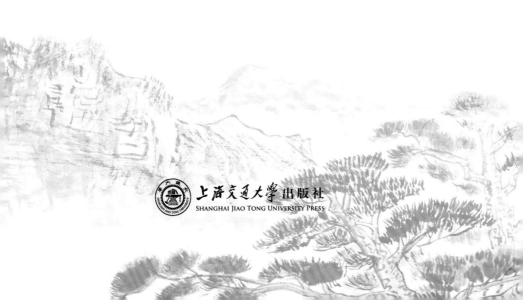

上海交通大学出版社
SHANGHAI JIAO TONG UNIVERSITY PRESS

内容提要

本书由以国家级名老中医、江南程氏第四代传人——程子俊为代表的江南程氏针灸的学术思想、论文著作和医案讲义,经整理、精选、汇编而成。分为历史沿革篇、学术经验篇以及针道杂谈篇三个篇章,其中历史沿革篇主要介绍了程氏针灸从清代到近现代五代传承、薪火不熄的历史演变;学术经验篇主要介绍了程氏针灸祖传穴位、施针手法、家传对穴等,以及理、法、方、穴之独到经验;针道杂谈篇包含了程子俊教授的针灸讲义、对针灸经典医籍的体会及校释。

本书适合有志于中医针灸学理论继承和创新的中医学爱好者阅读参考。

图书在版编目(CIP)数据

江南程氏针灸经验集 / 陈章妹,张琪,张建明主编.
—上海:上海交通大学出版社,2018
ISBN 978-7-313-19128-1

Ⅰ.①江… Ⅱ.①陈… ②张… ③张… Ⅲ.①针灸
疗法-临床应用-经验-中国-现代 Ⅳ.①R246

中国版本图书馆 CIP 数据核字(2018)第 050573 号

江南程氏针灸经验集

主　　编:陈章妹　张　琪　张建明
出版发行:上海交通大学出版社　　　地　　址:上海市番禺路 951 号
邮政编码:200030　　　　　　　　　电　　话:021-64071208
出 版 人:谈　毅
印　　刷:苏州市越洋印刷有限公司　经　　销:全国新华书店
开　　本:880mm×1230mm　1/32　印　　张:6.875
字　　数:153 千字　　　　　　　　插　　页:4
版　　次:2018 年 5 月第 1 版　　　印　　次:2018 年 5 月第 1 次印刷
书　　号:ISBN 978-7-313-19128-1/R
定　　价:42.00 元

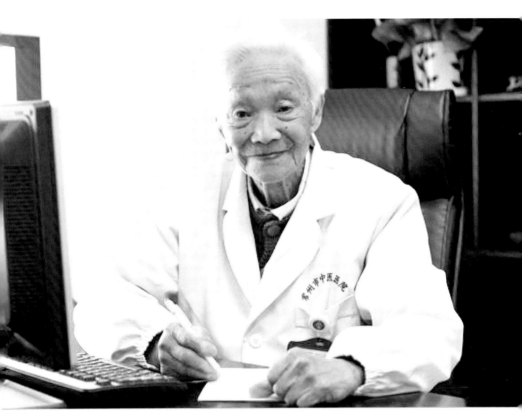

国家级名老中医程子俊教授。

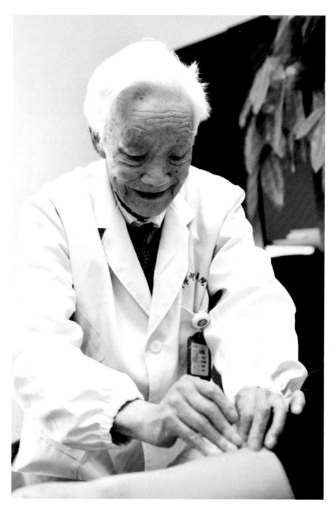

工作中的程老。

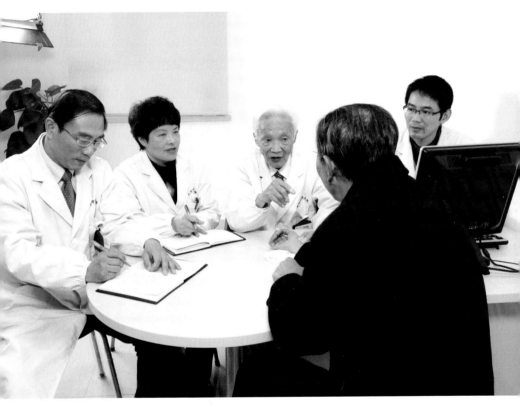

程老与弟子会诊授课，左起奚向东、陈章妹、程子俊、张建明。

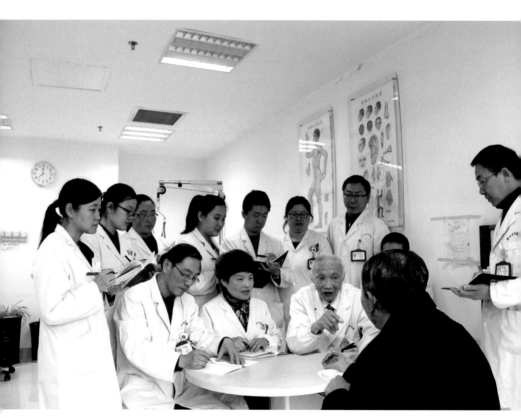

程老与众弟子会诊授课。

前　言

国家级名老中医,江南程氏针灸流派第四代传人,南京中医药大学教授、博士生导师,江苏省医师终身荣誉奖获得者,针灸大师程子俊教授于 2014 年 5 月 25 日凌晨 1 时 25 分因病医治无效,驾鹤仙逝,享年 93 岁。整理程老的遗物,翻阅程老生前所赠吾辈之书籍,脑海里浮现着程老微笑问诊、躬身针灸的模样,耳边响起的是程老的叮咛:"要成为一名真正合格的中医医师,就要耐得住寂寞,坚持不懈地学习。"

一、中医世家,修身治学

程子俊,男,1921 年出生于常州中医针灸世家,其祖父程金和、父亲程培莲是常州市著名的针灸医家,他们妙手回春的医术和悬壶济世的品德誉满乡里,也使程子俊自幼时即立志学医。

程子俊 16 岁从县立常州中医学校毕业,正值日本全面侵略中国之战争爆发,面对危难的国家、缺医少药的民众,程老更加坚定了学医之路。在父亲程培莲的亲自传授下,系统学习了中医针灸技术及理论,熟读和背诵《黄帝内经》《难经》《伤寒论》《金匮要略》《针灸甲乙经》《针灸大成》《针灸逢源》等大量中医经典著作,遇到疑难问题,必穷其理。通过父亲 5 年的培养,程老的针灸技术得到了拓展。

1956 年,程老拜时任中国科学院院士、中华医学会副会长、著名针灸学家承淡安为师。在恩师的悉心培养和传授下，程老得其真谛，刻苦钻研，逐步形成了自己的特色。"文化大革命"期间，程老下放至溧水县方便公社医院，他以小小银针继续为百姓服务，赢得了"神针"之美誉。1980 年，程老调回常州市中医医院工作，改革开放的大好形势推进了中医学的发展，程老跟随时代发展的步伐，不断融合创新，潜心于针灸理论和临床研究，推进了常州针灸学术的发展。

程老常常说："中医理论博大深奥，要成为一名真正合格的医师，就要耐得住寂寞，以坚韧的毅力和始终如一的恒心学习。经典著作一定要反复精读深思，各家学说博览兼收，每读一遍，都要认真做好笔记。"程老 90 岁高龄时，一些经典还经常脱口而出，让我们这些学生望尘莫及。

二、继承发展，一代大师

在多年的临床实践工作中，程老衷中参西，善于总结，进一步完善了程氏针灸体系，继承和发扬了程氏祖传针刺手法"蜻蜓点水针法"及程氏祖传"环中穴""前悬钟穴"，并将其广泛运用于临床。

作为常发病之一的颈椎病，临床虽治疗方法众多，但均因其易发、疗程长而使疾病迁延难愈。通过多年的实践探索，程老独创出"第三掌骨疗法"，对诊治颈椎病有着独特而显著的疗效。程老临床经验丰富，理、法、方、穴、术一线贯通，施针不拘一格，常常出奇制胜，先后独创了"三才补泻法""值时针刺法""通脱法""根—过—结配穴法"等针灸手法，其中多个手法被国家级刊物收录。

1991 年，程老被确定为第一批全国 500 名老中医药专家学术经验继承工作指导老师，并成立程子俊国家级名医工作室，广收门徒，无私地将独创手法传承给下一代，希望这些手法能更多地为民众服务。2013 年，程子俊教授荣获江苏省医师终身荣誉奖。

三、丹心仁术,医泽社会

"医疗技术源于大众,当无私奉献于人民"是程老从医七十多年的格言。几十年来,程老夙兴夜寐,殚精竭虑,脑子里想的是针灸,嘴上说的是针灸,针灸是他生命的全部。为了推广针灸医学,程老多次担任针灸教学任务。他曾赴启东等地农村巡回教学,兼任过常州市西学中班及常州卫生学校针灸课程的教学任务。他亲自编写《针灸学讲义》数十万字,培养了大批针灸专业人才。

在临床诊疗过程中程老对患者不论贫富贵贱、尊卑长幼,都一视同仁,从无疾言厉色。印象尤为深刻的是,有一次程老正在门诊坐诊,一位市领导腰扭伤派人来请程老前往治疗。程老让来者在门外等候,希望将门诊患者看完后再去。就这样,来者从上午9点钟等到11点钟程老看完最后一个患者才同往。程老可贵的职业操守让大家深为感佩。

忘不了,他年届90岁高龄仍坚持坐诊施针,对待患者耐心细致、和蔼可亲,"望闻问切"思辨严谨,针刺选穴精简轻灵,弹指间针针入穴,疗效称奇;忘不了,他对弟子言传身教,关怀备至,嘘寒问暖,倾囊相授;忘不了,他极其简朴的家里,病榻上那单薄瘦弱的身躯,病痛缠身仍手不释卷,标注圈点,认真批改弟子总结的针灸医案及经验集……

就是这样一位饱经岁月风霜洗礼,仍积极乐观、直面生活的老人;就是这样一位知常达变、学验俱丰、诲人不倦、品行高尚的老师;就是这样一位医技精湛,勤廉一生,为中医学卫生事业鞠躬尽瘁、死而后已的医者!他的针法讲解还在我们耳畔久久回响,他的谆谆教诲永远镌刻在众弟子心间……

值此程子俊教授逝世四周年之际,为缅怀程老为中医针灸事业做出的贡献,弘扬程氏针灸学术经验,我们将程氏针灸的学术思想、论文著作和医案讲义,整理、精选、汇编成《江南程氏针灸经验集》一书,本书分为历史沿革篇、学术经验篇以及针道杂谈篇 3 个篇章,其中历史沿革篇主要介绍了程氏针灸从清代到近现代五代传承、薪火不熄的历史演变;学术经验篇主要介绍了程氏针灸祖传穴位、施针手法、家传对穴等,以及理、法、方、穴之独到经验;针道杂谈篇包含程子俊教授的针灸讲义、对针灸经典医籍的体会及校释。

在本书的撰写过程中,程老在病榻上仍带病坚持批阅,使我们这些后辈深受感动,在编写过程中我们尽量忠于程氏针灸医案原稿而又加入现代医学论著的规范书写要求,以便读者学习参考。由于我们经验和水平有限,书中存在的不足之处,诚挚欢迎针灸前辈、专家和广大读者批评指正,以便于我们不断修订、提高。

在本书即将付梓之际,对在本书编写过程中有关领导及专家给予的大力支持和帮助表示衷心感谢,对书中涉及参考的相关著作及作者,在此一并表示感谢。

目 录

【历史沿革篇】

第一章　程氏针灸历代沿革

——传承五代,薪火不熄

　　神农尝百草,伏羲制九针。千百年来,针灸医学为中华民族的健康昌盛做出了巨大的贡献,直到现在,仍然为广大群众所信赖。程氏先祖以其灵性智慧,妙造独悟,创立了独具特色的针灸体系——程氏针灸。据史料追溯,清代江南地区以孟河医派为代表的中医名家兴盛繁衍,学术流派争鸣,医风蔚然纷呈,其中以针灸擅长而闻名者则首推常州江南程氏针灸一家。

　　程氏针灸鼻祖永庚公,祖籍安徽,生于清咸丰年间,自幼研习岐黄,师承家学,文武兼通,身怀绝技,以针术名噪乡里。后游历周边,遍访名师,迁居常州。悬壶数载,怀救世之心,挟济人之术,未几,在常武地区医名鹊起,创程氏针灸之先河。

　　程氏第二代传人程金和,幼承庭训,绍衍祖学,勤奋自立,精研古籍,其医术日见精进,造诣更为深厚。曾以程氏针灸治愈浙江巡抚之顽疾被授五品官衔,因怀救民之心而坚辞未就。其针术之神奇震撼江浙朝野,时人盛誉其为"当代针圣"。

　　程氏第三代传人程培莲,继承父业,衣钵亲传,厚积薄发,独出机杼,名重一时。程门独派针灸绝学,在其手中运用如神,功至臻境,屡起沉疴,活人无数,求诊者日以百计。因忙于业务,无暇著述,仅于诊疗之余,口授经验,由学生记述。所遗唯有抄本《针灸讲义》《程氏针诀》,惜于"文革"时期散佚。其带教后学传人和各地进修学员,与省内外中医针灸界同仁广泛交流,在江南地区产生了深远的学术影响,成为一代针灸大家。

程氏第四代传人程子俊,幼承家学,勤求古训,博采众长,师古不泥。早年曾随其祖父程金和行医上海,前来就诊者不计其数。他自编针灸学讲义供针灸教学及临床应用,还撰写学术论文十余篇,其中《针麻在纤维内窥镜检查中的应用》一文,参加"纪念承淡安先生诞辰一百周年暨国际针灸学术研讨会",并收入国际针灸论文集。在诊疗中,程子俊教授突出中医特色,主张"用针先诊脉",辨病、辨时、辨证及辨经,"四辨"结合,理、法、方、穴、术一线贯通,针刺手法轻灵、潇洒,临床上选穴精简,针意合一,气至病所,疗效显著。并在长期的医疗实践中苦心孤诣,精研程氏秘宗,总结出"通脱法""根-过-结配穴法"和"值时针刺法""第三掌骨疗法"等理论,独创的程氏"蜻蜓点水针法"和"三才补泻法"被收入《中华名医特技集成》一书。1991年程老被确定为第一批全国500名老中医药专家学术经验继承指导老师,1994年被评为"江苏省名中医"。后受聘为南京中医药大学终身教授,博士生导师。先后担任江苏省针灸学会理事,常州市针灸学会顾问,常州市政协对离休干部的定期咨询顾问,常州市第五、第六届政协委员。他摒弃门户之见,带教外市、外籍学员,指导针灸后学,将毕生经验倾囊相授,将程氏针灸进一步发扬光大,使江南程氏针灸流派在江南地区乃至全国产生了极大的学术影响。

程氏第五代传人有陈章妹、奚向东、张建明、史国屏、吴志涛、朱俊等,皆为针灸界之精英。众弟子在全面系统地传承江南程氏针灸流派的学术观点、学术主张和特色技术的基础上，倡导古为今用、古与今合，注重针灸实验、科研创新，把传统针灸与现代医学有机融合。将程氏"伏针""伏灸"经验与传统"冬病夏治"理念结合，在夏季开展背俞穴穴位贴敷疗法治疗慢性支气管炎、哮喘、肺气肿等呼吸系统慢性疾患。近年来，与妇科合作，按程氏"值时针刺法"经验，开展针药结合"促排卵"及"多囊卵巢综合征"治疗的科研；与麻醉科合作，开展穴位贴敷对麻醉后促醒的科研。并先后开展了省级课题"'通脱法'治疗周围性面瘫临床研究""针药并用治疗排卵功能障碍性不孕症""'通脱法'针刺结合局部药物涂擦治疗急性期周围性面瘫临床研究"以及市科技局课题"'通脱法'治疗后循环缺血性眩晕临床研究"等，对"通脱法"进行了深入的机制研究和广泛的临床验证，使程氏针灸临床经验应用的临床路径、方案更为科学化、规范化。并于2012年获国家中医药管理局资助成立"程子俊国家级名老中医传承工作室"，收集整理程氏针灸医案、讲义、传承人跟师笔记、跟师医案、读书临证心得等原始资料千余篇；整理提炼出江南程氏针灸流派优势病种特色诊疗方案，包括程氏"通脱法"针刺治疗周围性面瘫、"第三掌骨疗法"诊断及治疗颈椎病、程氏"蜻蜓点水针法"治疗中风后遗症、程氏"通脱法"针刺治疗后循环缺血性眩晕、程氏"蜻蜓点水针法"治疗肩关节周围炎、程氏"通脱法"针刺治疗腰椎间盘突出症等；建立了"程子俊名老中医针灸临证经验文献数据库"。这些举措推动了程氏针灸流派学术传承，社会影响深远。2013年，工作室创办了"程子俊国家级名老中医传承工作室"网站，搭建了江南程氏针灸的网络学术交流平台；2014年，与北京知名传媒公司签约拍摄电影《程氏针灸》，通过历史文献档案的收集以及老一辈针灸学者的回忆、讲述,情景再现了程氏针灸从清代到近现代在历史更迭中坎坷发展,不断壮大以及程氏针灸传人用手中的小小银针造福万千民众的动人故事。目前,江南程氏针灸已成为华东地区极具影响力的自成体系的针灸流派。2015年举办的"国家级名老中医程子俊教授针灸临床经验传承班暨针灸临床经验学术交流研讨班",参与人数众多,各流派针灸大家齐聚一堂,学术交流热烈广泛,进一步扩大了程氏针灸在全国的影响力。

《医贯》云:"夫有医术,有医道,术可暂行一时,道则流芳千古。"程氏针灸非一方一法,一穴一术,乃自成体系的针灸流派,堪称针道。月印万川,风流千古。程氏针灸必将屹立医林,代代相传,造福千秋……

【学术经验篇】

第二章　程氏针灸之理论精华

　　国家级名老中医,全国名老中医药专家学术经验继承工作导师,江苏省医师终身荣誉奖获得者,江南程氏针灸流派第四代传人,南京中医药大学兼职教授、博导,南京中医药大学附属常州市中医医院针灸科主任医师程子俊教授(1921—2014),从事中医针灸教学、医疗、科研工作七十余载,用手中的银针为无数患者解除了疾病的痛苦,为无数医学生的学医师涯指引了前进的方向,从常州市中医医院创建之初就在该院工作直至病入膏肓仍手不释卷,批阅医案,鞠躬尽瘁。在程老逝世四周年之际,我们整理他的针灸学术思想及临床经验,重温程氏针灸历代医案、教案,我们这些有幸亲身受到程老教诲的学生,倍感程老临床经验之独到、程氏针灸学术思想之精湛。程子俊教授在临床工作中尤其强调中医经典理论对临床实践的指导作用,他非常重视中医经典的理论研究工作。程老认为中医经络理论来源于针灸临床实践的总结提炼,而针灸临床实践工作又离不开中医经典经络理论等的指导,程氏将二者结合,经过反复探索、提炼,总结出了独特的程氏针灸理论,现撷其要旨,概述如下。

第一节　用针先诊脉

一、凡将用针,必先诊脉

脉诊是中医学用于诊察疾病的主要方法之一,是针灸临床中辨证立法、配方选穴、用针施灸以及疗效评判等方面的重要依据。脉象的形成,与脏腑、经络、气血、阴阳关系十分密切,如果脏腑、经络、气血、阴阳发生病变,血脉运行受其影响,脉象就会发生变化,故通过诊察脉象,可以判断疾病的病位、病性、所属经络、邪正盛衰以及疾病的进退预后。恩师程子俊教授晚年在总结其针灸临床诊疗经验时提到:"针灸辨证必须四诊合参,在四诊中,首重脉诊。"并提出"脉象不同,主证各异,刺法有别。脉象虚实不同,则针刺深度也不一样,脉虚者宜浅刺;脉实者宜深刺"。正如《灵枢·九针十二原》提出:"凡将用针,必先诊脉,视气之剧易,乃可以治也。"

程老指出:"在针灸临床中重症轻脉的现象时常可见,许多针灸医师忽视诊脉,以致施行针灸操作时,运用的方法与脉象所反映的病证性质相反,该用补时反用泻,该用泻时反用补,该留针时不留针,该速出时不速出,不了解疾病的寒热虚实,常犯'虚虚实实'之戒。其实针灸临床辨证过程同内科一样,在诊病时一定要先诊脉。"通过察脉辨证,可以了解疾病的阴阳、表里、寒热、虚实、气血盛衰,以及所涉及的脏腑、经络、邪正消长等,为治疗疾病指明方向,并据此选择针具、针刺穴位,确定针刺的深浅、留针与否及留针时间的长短,而后才施用相应的针灸补泻手法等。

正如《灵枢·邪气藏府病形》载:"诸急者多寒,缓者多热;大者多气少血，小者血气皆少；滑者阳气盛，微有热；涩者多血少气，微有寒。是故刺急者，深内而久留之；刺缓者，浅内而疾发针，以去其热；刺大者，微泻其气，无出其血；刺滑者，疾发针而浅内之，以泻其阳气，而去其热。刺涩者，必中其脉，随其顺逆而久留之，必先按而循之，已发针，疾按其痏，无令其血出，以和其脉；诸小者，阴阳形气俱不足，勿取以针，而调以甘药也。"

　　程老认为，凡脉象紧急的多是有寒邪，脉象缓的多属热；脉象大的多属气有余而阴血虚少；脉象小的都属气血不足；脉滑的是阳盛而有热；脉涩的气滞血少，微有寒象。因此，在针刺时对急脉及相应的病变要用轻泻的刺法，微泻其气，不能出血，使气血调和；对滑脉及相应的病变，则需用浅刺快出针的方法，以泻亢盛之阳气而泻其热；对于涩脉及相应病变，针刺难于得气，选取经脉时宜强调其准确性，务必刺中其脉，根据症状的逆和顺，可以久留针并按摩肌肉，以导脉外之气。出针后，要快速按压住针孔，勿使其出血，使经脉中气血调和；至于脉象小者，属气血俱虚，阴阳形气皆不足，不必针刺治疗，可用甘味药调补之。程老反复谈到对脉象微小或大而无力者，不宜用针刺的方法治疗，应服药调补。这就是说明脉象不同，主证各异，因而在针灸施治上也就有所不同，故在处方配穴上和针刺施术上要根据脉象的不同而行针，切勿盲目施针。凡脉证相逆者，应倍加注意，不宜贸然用针。《灵枢·逆顺》中描述到"无刺之热，无刺浑浑之脉，无刺病与脉相逆者"，也是告诫医者临床中查证必须诊脉，脉证不符者慎用针，若妄施针刺，非但不利于阴阳之气的调补，反而易耗伤正气，导致失治、误治，加重病情。

　　二、脉象简化，深入浅出

　　脉诊中脉象有数十种之多，对于中医师尤其是年轻的初学者有些无从下手。程老学医之初，在临床过程中喜欢将许多复杂的东西简单化，并加以总结凝练后传授给后辈，这样做便于初学者掌握重点、提纲挈领。程老认为传统中医好多东西过于繁杂，尤其是古代，亦有好多名医不愿将真正的心得要领轻易传授，故意将有些东西写得隐晦繁乱，混淆视听，这就需要我们在浩瀚的典籍中去伪存真，吹沙见玉。

程老将脉象简化为8种：浮沉、迟速、大小、长短，分别对应表里、寒热、强弱、实虚。程老讲脉象应四时，"春弦、夏洪、秋毛、冬石"方为常脉。此处毛即浮，石即沉。并总结寸脉一般对应头颈胸，关脉一般对应胸脐（横膈），尺脉一般对应脐以下。这样简化下来，深入浅出，对于青年医师来讲更便于掌握一些，基础掌握了，牢固了，熟练了，再进一步提高。程老认为，医者能精通脉理，熟识脉象，才可以洞悉病机，把握疾病的动向。针灸同内科辨证拟定治则处方的不同之处在于针灸需配合手法操作，那么在用针前必须要先诊清脉象，不然就要贻误病情，如要做到心中有数，必然在用针前先要诊脉。然后才能立法处方，或补或泻，或补母泻子，或先泻后补等。

三、四诊合参，全面客观

上古时期，古医者在采集疾病信息方面，没有现代的先进仪器可以利用，先贤们创造性地提出了望、闻、问、切"四诊"之法，经过历代不断地阐发、完善，"望、闻、问、切"四诊成为中医学用于诊断疾病的重要方法，四诊合参为辨证论治提供了客观、详实的依据，是中医学独特的诊疗手段。人是一个有机的整体，人体局部的疾患可以影响全身，通过观察人体的四肢、五官、体表等外在表现，可以反映机体内脏疾患。正如《丹溪心法》所云："欲知其内者，当以观乎外；诊于外者，斯以知其内。盖有诸内者形诸外。"

　　恩师程子俊教授非常重视四诊合参辨证，在诊疗疾病过程中，程老一再指出："望闻问切缺一不可，不可偏废，如此才可全面正确地认识疾病的本质，做出确切的诊断。"正如程老谈红舌时曾这样讲道：红舌多见于热证，在外感病中大多体温升高，但在内科疾病中，体温却不一定升高。即使体温增高而发热，也不一定都属于热证。许多患者体温正常，并不发热，但其症状特点属于热象，如自觉发热、口渴、大便干燥、小便短黄等，仍可诊断为热证。甚至连上述热象都不具备，但却有舌尖红而溃烂，亦属于热证，因为舌尖红就是一种热象。

　　程老认为，针灸治疗就是通过"四诊"将所见证候进行分析与归纳，在"分经辨证""经络辨证""八纲辨证""脏腑辨证"等的基础上，确定为何经何脏的基础上，选取适应于该病的某经腧穴，或该经与有关之经的腧穴配合施治，并根据病变之邪正虚实、表里阴阳、寒热属性等不同情况，确立针灸施治的处方、补泻手法等。程老总结的这些论述，强调了针灸的学习和临床工作的开展必须遵循理论联系实践的原则，并应结合现代针灸临床研究报道，吸收各地的治疗经验，博采百家之长。程老常告诫青年医师要不断丰富自身的针灸专业知识，提高针灸业务水平，提升为人民服务的理念，加强业务能力，精通业务，提高医疗质量，这种大医精诚的行医操守是很值得我们这些后辈学习和继承的。

第二节　程氏针灸辨脏腑论治原则

　　程氏针灸历来重视辨证论治，在辨证的基础上施行针灸治疗,在治疗的过程中紧紧围绕治症,以取得良好的临床效果。辨证是辨明某种病因侵犯人体某一器官或体系,或是某一器官与体系自身罹受疾患时所出现的凭证。所谓辨证就是以不同的病理体征所归纳出的不同的认识体系,为治疗手段指引方向。这就是为人们所熟知的"辨证施治"。辨证的要点不是在于症,其前提主要在于一个"辨"字。因为症者证也,是某种事物客观存在的某种与某些征兆,而这些征兆或是明显或是隐晦的。

人体的一切功能活动都离不开脏腑经络气血运行,尽管疾病变化多端,其实质总不外乎脏腑、经络的病理反映。由于各个脏腑、经络的生理功能不同,因此其病理变化可反映的证候亦各具有一定的规律性。程老认为,临床上掌握了这些发病规律,进行分析归纳,判断其病机、明确病位以及病性,就有利于正确地施治。

一、以肺脏为例

肺居胸中,左右各一,其位最高,又称"华盖",主气、司呼吸,其开窍于鼻,上通于咽喉,外合于皮毛。为魄之处,气之主,在五行属金。肺叶娇嫩,不耐寒热,易被邪侵,又称"娇脏"。当外邪从口鼻而入,就自然会出现呼吸道症状,如咳嗽、气喘、鼻塞、咽喉肿痛、胸部胀满等。外邪从皮毛而入,束缚肺卫,而出现恶寒、发热、头痛、一身尽疼等表证。

1. 根据病因、病性确立治疗大法和施治原则

(1) 风寒型(风寒束表):治宜祛风宣肺、散寒解表。

治则:针用泻法,体虚者平补平泻,寒邪较盛者加灸。

(2) 风热型(邪热蕴肺):治宜祛风泄热、宣肺解表。

治则:针用泻法,只针不灸,并可用三棱针点刺出血。

(3) 痰浊阻肺型:治宜降气化痰宣肺。

治则:热痰,只针不灸,泻法;寒痰,针灸并用,平补平泻。

(4)肺气亏虚:治宜补肺调气。

治则:针灸并用,补法。

(5)肺阴不足:治宜滋肺阴、泄虚热。

治则:多针少灸,平补平泻。

2.根据病变涉及的脏腑、经脉,症状的标本缓急制订配穴处方

(1)风寒型:取手太阴、手阳明和足太阳经腧穴为主。如列缺、合谷、肺俞、风池等。

(2)风热型:取手太阴、手阳明经腧穴为主。如鱼际、尺泽、中府、合谷等。

(3)痰浊阻肺型:取手足太阴、足阳明经及相应背俞穴为主。如中府、尺泽、丰隆、三阴交、肺俞等。

(4)肺气亏虚:取手太阴、足太阳、任脉及背俞穴为主。如中府、太渊、肺俞、脾俞、肾俞、膻中穴等。

(5)肺阴不足:取手太阴、足少阴及相应背俞穴为主。如鱼际、尺泽、太溪、肺俞、膏肓等。

图2-1及图2-2所示为手太阴肺经腧穴及人体背部腧穴。

二、以大肠腑病为例

大肠居腹中,其上口在阑门处紧接小肠,其下端紧接肛门,为传导之官,主司传导糟粕。大肠与肺之经脉相互络属而为表里,大肠接受经过小肠泌别清浊后剩下的食物残渣,再吸收其中的多余水液,形成粪便,经肛门而排出体外。《素问·灵兰秘典论》云:"大肠者,传导之官,变化出焉。"如大肠有病变,就会出现脐腹疼痛、肠鸣腹泻、鼻衄齿痛、颈肿、咽喉痛等症状。

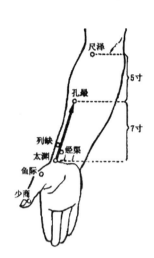

图2-1 手太阴肺经腧穴

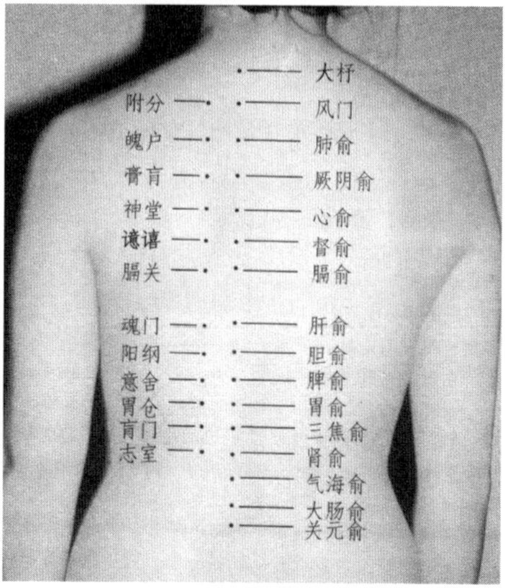

图2-2 人体背部腧穴

1.根据病因、病性确立治疗大法和施治原则

（1）寒证（寒邪内伏）:治宜温肠散寒止泻。

治则:针用平补平泻加灸。

（2）热证（邪热湿滞）:治宜泄热化湿导滞。

治则:针用泻法不灸。

（3）虚证（气虚下陷）:治宜补气固脱。

治则:针用补法重灸。

（4）实证（积滞内停）:治宜泄热导滞。

治则:针用泻法不灸。

2.按照病变涉及的脏腑、经脉,症状的标本缓急制订配穴处方

（1）寒证（寒邪内伏）:取本腑俞募穴、下合穴、足阳明经穴为主。如天枢、大肠俞、上巨虚、足三里等。

（2）热证（邪热湿滞）:取本腑募穴、下合穴、手足阳明经穴为

主。如天枢、上巨虚、合谷等。

（3）虚证（气虚下陷）：取足太阴、足阳明、任督脉经穴为主。如天枢、百会、长强、气海、三阴交等。

（4）实证（积滞内停）——取手足阳明经穴、俞募穴、下合穴为主。如合谷、足三里、天枢、大肠俞、上巨虚等。

其他脏腑证治参照上述方法推衍，此处不再赘述。

足阳明胃经腹部腧穴和足阳明胃经部下肢部腧穴如图 2－3、图 2－4 所示。

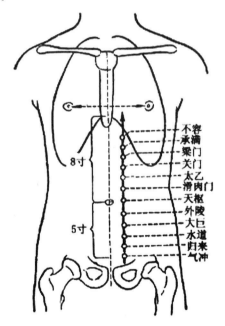

图 2－3 足阳明胃经腹部腧穴

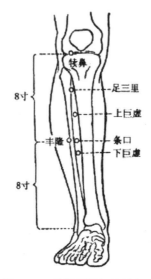

图2-4　足阳明胃经下肢部腧穴

第三节　程氏针灸辨经络论治原则

我们的祖先早在远古时代就与疾病作斗争,通过不断观察与实践,总结出了腧穴的定位与主治,后来把能够治疗同一类疾病的腧穴归纳在一起,结合其对脏腑的主治与影响,以及施术者在针灸过程中发现感觉传导路径方向等,逐步完善发展,形成了经络理论的雏形。经络学说是中医学理论体系的重要组成部分,是针灸医学的理论核心,指导疾病的诊断和治疗。程氏认为,针灸治病,就是根据脏腑、经络学说,运用"四诊"的诊断方法,通过"八纲"辨证,将临床上各种不同的证候加以归纳分析,以明确疾病的病因、病机以及疾病所在部位是在经、在脏、在表、在里。疾病的性质是属寒、属热、属虚、属实,以及病性的标本缓急,然后根据辨证进行相应的配穴处方,依方施术,或针或灸,或补或泻,以通其经脉,调其气血,使阴阳归于平衡,脏腑功能趋于调和,而达到防治疾病的目的。经络系统包括通行气血纵行的十二经脉,旁流别行的十二经别,别道奇行涵蓄诸经气血的奇经八脉,以及网络全身的孙络、浮络、十五络脉,这些构成了经络系统的主体,即人体气血循环通行的径路(见图 2 - 5)。因此,程老认为针灸治疗必须突出经络证治这个核心,程老总结经络证治包括经络辨证和按经论治两个方面。

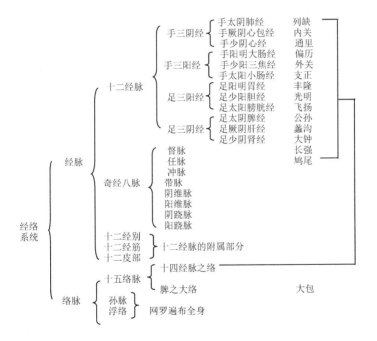

图 2 - 5　经络系统组成

（一）经络辨证

《灵枢·官能》说:"察其所痛,左右上下,知其寒湿,何经所在。"清代喻嘉言讲："凡治病不明脏腑经络,开口动手便错。"这些都体现了经络辨证思想。经络理论贯穿阴阳五行、藏象经络、正邪、表里、虚实等生理和病理全过程,从理论到实践,都占据着极其重要的位置,在针灸临床实践中,程老总结经络辨证有以下三种方法。

1. 病证归经

病证归经即根据疾病的症状归经。例如,咳嗽上气而喘促、胸痛胸闷者,归手太阴肺经;下齿疼痛、颈部肿大、热郁津液内伤所致的眼睛发黄、口中干燥、喉中作痛、鼻中流涕出血等五官病及热病,归手阳明大肠经;头面五官病,肠胃病,脘腹胀满疼痛,胸部、乳部、气街部、股部、胫骨外侧、足背上皆痛、足中趾不能运用者,归足阳明胃经;舌根强硬,呕吐,胃脘部疼痛、腹胀、嗳气、身体困重者,归足太阴脾经;胸痛胸闷伴心悸脉结代、咽痛口渴,臑臂内侧后缘痛而厥冷,掌中发热灼痛,归手少阴心经;咽痛颔肿,颈不可随意转侧,肩部及臑部好像折断似的疼痛,归手太阳小肠经;气冲头顶作痛,眼珠似脱出般疼痛,项部像拔折一样,脊柱痛,腰部痛不能转侧,股关节不能屈曲,膝腘部如被绳索扎结,强硬而运动不利,小腿部如撕裂般疼痛,归足太阳膀胱经;气喘伴耳鸣、腰膝酸软者,归足少阴肾经;心烦、心痛、掌中灼热感,归手厥阴心包经;循经所过处目锐眦、颊、耳后、肩臑、肘、臂外侧皆痛,小指、环指不能运用者,归手少阳三焦经;口苦,善太息,心胁部作痛,腋下肿,患马刀侠瘿病者,归足少阳胆经;胸满、呃逆、飧泄、狐疝、遗溺、闭癃者,归足厥阴肝经。

2. 病位归经

病位归经即按病变所及的部位归经。例如,前额头痛属阳明,偏头属少阳,后枕属太阳,巅顶属厥阴;牙痛在上齿归胃经,在下齿归大肠经;胁肋痛在胸部属阳明,在胁肋属少阳,在背部属太阳,在季肋属厥阴等;《素问·藏气法时论》云:"肝病者,两胁下痛……心病者,胸中痛,胁支满,胁下痛……两臂内痛……脾病者,身重。"《灵枢·邪气藏府病形》云:"小肠病者……当耳前热;膀胱病者……肩上热。"

3.经络诊察

经络诊察即应用经络的望诊、经穴的切诊,即用手指循经按压,探索其阳性反应,如压痛、寒温、结节、皮疹等。如为单纯的经络病,实证者,经气逆乱,则沿经脉所过处会发生肿痛;虚证者,由于气血不濡,局部会出现痿废,即"营气虚则不仁,卫气虚则不用"。

(二)按经论治

在经络辨证的基础上,遵照循经取穴的原则,病在何经,须在该经相关的经脉上选穴施治,明代张介宾对《灵枢·经别》注释道:"经脉者,脏腑之枝叶,脏腑者,经脉之根本,知十二经脉之道,则阴阳明,表里悉,气血分,虚实见,天道之逆从可察,邪正之安危可辨,凡人之生,病之成,人之所以治,病之所以起,莫不由之。故初学者必始于此,工之良者,亦止于此而已。"程氏常用的按经论治方法有以下几种。

1.本经论治

本经论治即对于感受风寒湿邪引起的酸楚冷痛或痉挛而痛,应本着"寒则(温之)留之"的原则。祛风、除湿、通经活络而止痛。针灸并用,针宜深而久留,并施以"烧山火"的方法。对于气血失养经脉阻滞引起的肢体麻木不仁、酸软无力、瘫痪失用,应本着

"虚则补之"的原则,益气养血、疏通经络而补虚,针灸并用,补法。

2.表里经论治

表里经论治即在表里两经同病的情况下,以表里经论治可以起到一箭双雕的作用,在只有一经病变的情况下,以表里经论治,则有"治未病"预防疾病传变的作用。络穴是联系表里两经的枢纽,主治表里两经的病变,故表里经论治当首选络穴。如胃痛、消化不良,属脾胃两经,可选脾经的络穴公孙来治疗。又如属脾经的病变可选用脾经的络穴来治疗。

3.子母经论治

子母经论治即根据十二经之间存在着生克制化的关系,虚则补其母(经),实则泻其子(经)。如肺经在五行中属金,肺实证可取肺经在五行中属水的合穴尺泽,是谓"实则泻其子";肺虚证可取在五行中属土的输穴太渊,是谓虚则补其母。

4.交会经脉论治

交会经脉论治即某一病变部位有几条经脉交会,或某一病与几条交会经脉相关,就可以从交会经脉论治,应首选交会穴。

第四节　程氏针灸施针治疗原则

程氏针灸治疗原则是根据八纲的理论,结合疾病的病位、病性而确定的治疗大法。程老根据《灵枢·经脉》曰:"盛则泻之,虚则补之,热则疾之,寒则留之,陷下则灸之,不盛不虚以经取之。"又有《灵枢·九针十二原》曰:"虚则实之,满则泄之,宛陈则除之……"制订出了一整套适合针灸临床应用的辨证施治原则,现简要介绍如下。

1. 实则泻之

实则泻之,实指邪气有余,见于急性亢进性病证。治宜祛邪泻实,只针不灸,针用泻法。如急性红肿疼痛等证象:痛风、丹毒等。

2. 虚则补之

虚则补之,虚指正气不足,见于慢性衰弱性病证。治宜扶正补虚,针灸并用,针用补法。如肾虚腰痛针灸太溪;气血亏虚头痛针灸足三里、三阴交,用补法。

3. 热则疾之

热则疾之是指邪热较盛的热性病,见于外感风寒所致的发热不解。治宜浅刺疾出,或点刺出血,只针不灸,以祛邪热,一般不留针。如发热,取大椎、合谷、曲池,针浅而疾出。

4. 寒则留之,寒则温之

寒则留之是指阳气偏虚,寒邪较盛,脏腑经络之气凝滞。

寒则温之是指疾病的性质而言。二者的治疗原则均是针灸并用,深而久留,适宜温针灸,以温经散寒。如恶寒喜热或痹痛怕冷、胃肠虚寒、消化不良等证象:慢性胃炎、慢性结肠炎等。

5. 陷下则灸之

陷下则灸之,陷下指气虚下陷。治疗原则是以灸为主,属"虚则补之"的范畴。如阳气暴脱、肢冷脉微的中风脱证,或脱肛、子宫下垂等。

6. 宛陈则除之

宛陈则除之,宛陈泛指经脉瘀阻之类病证,如闪扭或气滞血瘀而出现的肿痛。治疗原则是:三棱针点刺出血,属"实则泻之"的范畴。如急性腰扭伤在委中用三棱针点刺出血。

7. 不盛不虚以经取之

不盛不虚以经取之,若脏腑经络的虚实表现不甚明显,或虚实兼而有之。治疗原则是按本经循经取穴,施以平补平泻手法。

8. 根据脉象拟定之

《灵枢·四时气》中有"气口候阴,人迎候阳也"的论述,寸口反映阴经之气的盛衰,人迎反映阳经之气的盛衰。根据补虚泻实的原则,对寸口脉盛者,予以泻阴经补阳经;对人迎脉盛者,予以泻阳经补阴经;对寸口、人迎两处脉象无明显偏盛者,则取病候、病位所属经脉治之,即本经取治。

第五节　程氏谈经络学说的临床应用

一、经络与腧穴的关系

《灵枢·海论》指出:"夫十二经脉者,内属于府藏,外络于肢节。"经络是人体气血运行的通路,内联脏腑,外络肢节,纵横交错,遍布全身,经络中的经脉、经别与奇经八脉、十五络脉,纵横交错、入里出表、通上达下,联系人体各脏腑组织;经筋、皮部联系肢体筋肉皮肤;浮络和孙络联系人体各细微部分。这样通过经络的复杂联系沟通,将人体内外、表里、上下、前后、五脏六腑、四肢百骸、五官九窍、筋脉皮肉等各个部分,统一成为一个有机的整体,并保持其相对的协调,完成正常的生理活动,且与外界环境相适应。正如张景岳所说:"经脉者,脏腑之枝叶;脏腑者,经络之根本。""经脉直行深伏,故为里而难见;络脉支横而浅,故在表而易见;络之别者为孙,孙者言其小也,愈小愈多矣。"这说明经络并不是一个简单的形态,而是一个各部门与各种功能之间的相互联系,经络的联络沟通作用,反映经络具有传导功能。体表感受病邪和各种刺激,可传导于脏腑;脏腑的生理功能失常,亦可传导于体表。这些都是经络作用所为。这种复杂的联系,也可以说是功能与形态的综合。

程氏认为,腧穴是人体脉气输注于体表的部位,是"脉气所发""神气游行出入"之处。《素问·调经论》说:"夫十二经脉者,皆络三百六十五节,节有病,必被经脉,经脉之病,皆有虚实。"于此可知,经络有内脏与体表所具有的枢纽与传导的功能,绝大部分是通过腧穴而表达其作用的,腧穴所主治的病候,是根据经络的循行而论证的,这些腧穴根据其主治作用归纳于各条经络系统,成为针灸从外治内的必要途径。针灸治病是通过针刺和艾灸等刺激体表经络腧穴,以疏通经气,调节人体脏腑气血功能,从而达到治疗疾病的目的。腧穴的选取、针灸方法的选用是针灸治疗的两大关键,均依靠经络学说的指导。针灸临床通常根据经脉循行和主治特点进行循经取穴,如《四总穴歌》所载:"肚腹三里留,腰背委中求,头项寻列缺,面口合谷收。"就是循经取穴的具体体现。

二、经络与五输穴的五行配合应用

肘膝关节以下的腧穴,分为井、荥、输、经、合五大类,并结合脏腑经络,各以五行所属,从"生我"与"我生"的概念中,运用虚则补其母,实则泻其子的论治规律。其具体用法,就是当某经出现虚证时,可补本经的母穴或母经的母穴,实证时,可泻本经的子穴或子经的子穴。如由于肾阴不足而致肝阳上亢,发生头痛、心悸、眩晕、耳鸣、眼花、腰痛、气短等症。这种上盛下虚的虚像,须用滋水涵木、育阴潜阳的方法。根据五输穴的临床应用,应补足少阴肾经本经的金穴复溜和母经手太阴肺经的金穴经渠(金生水),泻足厥阴肝经本经的子穴(火穴)行间和子经手少阴心经的子穴(火穴)少商(木生火)这种循经远取法,在脏腑发生病变时,均可根据五行生克的关系,随证选用。

三、十二经表里主客原络的配用

十二经脉流注的次序是从手太阴注入手阳明,如此一脏一腑,一表一里循序传注或为经络由里及表、由表及里的始末循环。一旦疾病侵入人体,可通过经脉表里的关系而相互传变,所以在临证时,遇到里经有病,可配表经同治;表经有病,可配里经同治,这是针灸临床上普遍的应用的治法。

至于主客原络的配穴方法,虽然也属表里的范畴,但不是按表里两经随便配用,而是以原发病的经脉原穴为主,以相为表里的经脉的络穴为辅。例如,肺经先病,则取其原穴太渊为主,大肠经后病则取其络穴偏历为客。反之大肠经先病肺经后病,则先取大肠经的原穴合谷为主,手太阴肺经的络穴列缺为客。这种以原为主、以络为客的用法,也是针灸处方的基本法则之一。所以《灵枢·九针十二原》说:"五脏有疾,当取之十二原。"这些记载明确指出十二经原穴在治疗方面的应用价值。

四、经络学说反映病理变化、指导辨证归经

经络是人体通内达外的一个联络系统,在生理功能失调时,又是病邪传注的途径,具有反映病候的特点。如在有些疾病的病理过程中,常可在经络循行通路上出现明显的压痛,或结节、条索状等反应物,以及相应的部位出现皮肤色泽、形态、温度等变化。通过望色、循经触摸反应物和按压等,可推断疾病的病理状况。

经络本身具有运行气血、营养全身以及抗御病邪、保卫机体

的作用。《灵枢·本藏》指出："经脉者，所以行血气而营阴阳，濡筋骨，利关节者也。"气血是人体生命活动的物质基础，全身各组织器官只有得到气血的营养才能完成正常的生理功能。经络是人体气血运行的通道，能将营养物质输送到全身各组织脏器，使脏腑组织得以营养，筋骨得以濡润，关节得以通利。营气行于脉中，卫气行于脉外。经络"行血气"而使营卫之气密布周身，在内和调于五脏、洒陈于六腑，在外抗御病邪，防止内侵。外邪侵犯人体由表及里，先从皮毛开始。卫气充实于络脉，络脉散布于全身、密布于皮部，当外邪侵犯机体时，卫气首当其冲发挥其抗御外邪、保卫机体的屏障作用。如《素问·缪刺论篇》所说："夫邪客于形也，必先舍于皮毛，留而不去，入舍于孙脉，留而不去，入舍于络脉，留而不去，入舍于经脉，内连五脏，散于肠胃。"这里讲的辨证归经，是指通过辨析患者的症状、体征以及相关部位发生的病理变化，以确定疾病所在的经脉。辨证归经在经络学说指导下进行。如头痛一证，痛在前额者多与阳明经有关，痛在两侧者多与少阳经有关，痛在后项者多与太阳经有关，痛在巅顶者多与督脉、足厥阴经有关。这是根据头部经脉分布特点辨证归经。临床上还可根据所出现的证候，结合其所联系的脏腑，进行辨证归经。如咳嗽、鼻流清涕、胸闷，或胸外上方、上肢内侧前缘疼痛等，与手太阴肺经有关；脘腹胀满、胁肋疼痛、食欲缺乏、嗳气吞酸等，与足阳明胃经和足厥阴肝经有关。

第三章　程氏针灸之特色针法

第一节　程氏"通脱法"

一、程氏"通脱法"的理论基础——以经络学说为主导，创"通脱法"治疾病

经络学说是中医学理论体系的重要组成部分，它指导着中医临床各科的诊断和治疗，尤其贯穿于针灸学的始终，是针灸学的灵魂，可以说没有经络学说就没有针灸学。经络内属于脏腑，外络于肢节，沟通于脏腑体表之间，将人体脏腑组织器官联系成一个有机整体，行气血，营阴阳，使人体各部分的功能活动得以保持协调和相对的平衡。针灸临床的辨证归经，循经取穴，针刺的补泻等，都是以经络理论为依据的。正如《灵枢·经别》说："夫十二经脉者，人之所以生，病之所以成，人之所以治，病之所以起，学之所始，工之所止也。"明代医家张介宾注释道："经脉者，脏腑之枝叶，脏腑者，经脉之根本，知十二经脉之道，则阴阳明，表里悉，气血分，虚实见，天道之逆从可察，邪正之安危可辨。凡人之生，病之成，人之所以治，病之所以起，莫不由之。故初学者必始于

此，工之良者，也止于此而已。"由此可见，经络学说是构成中医学的主要基础，且又是最高理论之一，与阴阳、五行、脏腑、营卫、气血等组成完整的中医理论体系，贯串在解剖、病机、诊查、治则等方面，对人体的生理、病理及疾病的诊断、治疗等有着极为重要的意义。程老一贯强调经络在针灸临床中的主导作用，常告诫我们一定要重视经络及其在临床中的运用，否则将"开口动手便错"。

　　程老认为，在针灸临床中，脏腑辨证和经络辨证二者虽相参为用，但更应以经络辨证为主导。由于经络有一定的循行部位和脏腑络属，它可以反映所属脏腑及其循行所过之处的病证。因而可以根据疾病所出现的症状，结合经络循行的部位及所联系的脏腑，辨证归经，循经取穴。以颈椎病为例，若项后疼痛，甚则牵及背部或后头部，当属太阳经脉和督脉，取大椎、天柱、后溪、金门等穴；如颈侧部疼痛或牵及肩胛、侧头部疼痛者，当属少阳经脉，取中渚、外关、足临泣、悬钟、风池、翳风等穴；若患者表现为颈前部疼痛（个别患者因骨赘向前增生压迫食管等引起）属阳明经脉和任脉，取穴：列缺（络手阳明，通任脉）、合谷、丰隆、廉泉等穴。再如，胁肋部为少阳经脉所过，故胁肋部疼痛取足少阳经穴阳陵泉和手少阳经穴支沟等；足阳明胃经属胃，故胃痉挛取足阳明经的郄穴、梁丘，合穴足三里；而崩漏因肝经"绕阴器、抵少腹"，肝主藏血，脾主统血，脾虚则血失统摄，离经而行，故病归肝脾二经，取穴：蠡沟、三阴交、血海（或地机）以疏肝益脾，调经止血。

　　"通脱法"是程老根据经络"根结、标本"理论，将循经远道取穴与局部取穴相结合，按病情的轻重缓急确立取穴原则及其先后顺序，结合适当针刺补泻手法而灵活运用于临床的一种具体针刺方法。在经络理论中，"根"和"结"是指十二经脉之气起始和归结的部位，"本"和"标"是指十二经脉之气集中和弥散的部位。
"根"，是经气所起的根源处，为四肢末端的"井穴"；"结"，是经气所归的结聚处，在头面、胸、腹的一定部位和器官。"标本"是指经脉的本末，强调经气集中于四肢部位为"本"，扩散于头面和躯干一定部位为"标"。程老认为"根"和"本"从经络来讲是经气的根源处，是经气汇聚的重心，从疾病的针灸治疗来讲亦是取穴的根本和重点部位，其部位不仅是四肢末端的井穴，也包括四肢肘膝以下的穴位，犹以腕踝关节以下的穴位为主。程老认为"结"和"标"是病变经络的经气易纠结处，因为经气从根源和集中部位起始，至归结和弥散的部位时经气已不强旺，若适感外邪，则纠结邪恋，难以自解。循经远道取穴和局部取穴分别是根据："经脉所通，主治所及"和"输穴所在，主治所在"的理论来治疗疾病的。在临床上以及绝大多数书本（包括教科书）中所列出的针灸处方中，循经远道取穴和局部取穴常常混杂一起，操作时不问病情急缓，不分穴位先后，均统而针之，其结果往往临床疗效不定，甚至有加重病情之嫌。为此，程老总结了几十年的临床经验，提出了"通脱法"这一治疗原则，很好地解决了循经远道取穴和局部取穴的关系，大大提高了临床疗效。"通"法指循经远道取穴，以腕踝关节附近及以下的穴位为主，以激发经气，疏通经络；"脱"法指病变局部取穴，以脱除、疏散病邪。程老认为，急性病症初期（见图3-1），病变局部邪实亢盛，经气郁结，犹如长绳打结，缠乱繁杂。欲解开绳结，若蛮拆硬扯，会越解越结，应在上下慢慢松动，找到合适路径，则可轻易解开。针灸如果在局部取穴，会扰乱经气，加重郁结，使外邪深入，留而不去。此时宜用"通"法，即循经远道取穴，针刺补泻手法一般用泻法，以激发经气，疏通壅滞，则络通邪去。在病症缓解期(见图3-2)和恢复期(见图3-3),正邪相争后病变局部邪势稍退,经气稍通,可顺势而为,"通""脱"结合,疏通经络和局部祛邪并重。但宜先"通"后"脱",激发经气,疏通经络,加强局部祛邪力量,针刺补泻手法一般用平补平泻法或补泻结合。

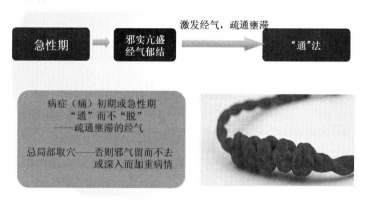

图3-1　病症初期"通脱法"的应用

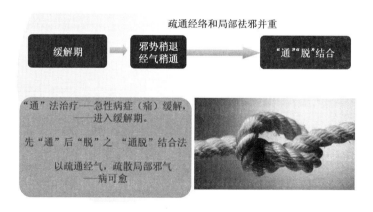

图3-2　病症缓解期"通脱法"的应用

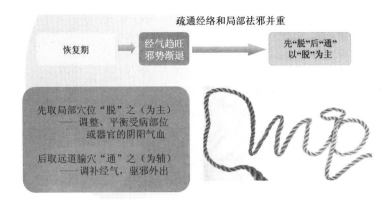

图 3-3 病症恢复期"通脱法"的应用

二、程氏"通脱法"临床应用原则及注意事项

本法的运用原则是:对急性病症(痛)的初期,尤其是急性痛症的早期,针刺应"通"而不"脱";当急性病症(痛)有所缓解后,即可采用先"通"后"脱"的"通""脱"结合治疗法;对于慢性病症(痛)则宜先"脱"后"通",以"脱"为主的疗法。即在病症(痛)的初期或急性期应采用循经远道取穴,以疏通壅滞的经气,使邪有去处而外出,此时忌局部取穴,否则会使邪气留而不去,甚至深入而加重病情;经"通"法治疗后,远道的经脉得以疏通(其时间可以是1~2日,也可以是1周,甚至更长时间,主要根据患者的临床症状和脉象而定),则急性病症(痛)得到缓解,病情进入中、后期。此时,应先循经远道取穴,而后局部取穴,两者相互结合以疏通经气,疏散局部邪气,则病可速愈。这就好比要使一条淤滞的河流不泛滥,就必须先清除下游堆积的淤泥,使河水流有去处;待下游河道通畅后,再清理中、上游的河道,重建泛滥区。如急性腰腿痛,其初期宜循经远道取穴之"通"法,取束骨、委中、阳陵泉等,针用泻

法,留针 15～20min,每日治疗 1～2 次。通过 1～2 次的"通"法治疗,疼痛常可明显缓解,此时脉象由弦紧变为弦。于是治疗上就应改为先"通"后"脱"的"通""脱"结合法,取穴宜先取承山、委中、阳陵泉刺之,而后再刺腰阳关、大肠俞肾俞等穴,针用泻法,留针 20～30min,每日或隔日 1 次。而对慢性病症(痛)则应先取局部穴位,以调整、平衡受病部位或器官的阴阳气血,后取远道腧穴以调补经气,祛邪外出。如慢性腰痛,应先取局部的肾俞、命门、腰阳关、大肠俞等穴,后取下肢的委中、昆仑等穴,针用平补平泻,留针 30min,隔日 1 次。再如慢性泄泻,当先取天枢、关元、气海等穴,后取上巨虚、足三里、阴陵泉等穴,针用补法或平补平泻,局部腧穴可加温针灸,留针 30min。即先"脱"后"通",以"脱"为主,则病可渐愈。

三、程氏"通脱法"临床观察及机制研究论文举隅

(一)"通脱法"针刺治疗周围性面瘫 62 例疗效观察[①]

周围性面瘫是临床常见病和多发病,其中尤以特发性面神经麻痹最多见。该病有一定的自愈性,治疗及时疗效满意,但亦有相当一部分由于各种原因而留下后遗症,给患者造成终生遗憾。"通脱法"是全国老中医药专家学术经验继承工作导师之一程子俊教授根据"根结、标本"理论,结合几十年的临床经验,将循经远道取穴与局部取穴相结合,按病情的轻重缓急确立取穴原则及其先后顺序的一种针灸治疗方法。笔者有幸成为程子俊教授的弟子,拜师学习。自 2008 年以来,以"通脱法"针刺治疗周围性面瘫取得较好疗效,现总结如下。

----

① 　此节实验观察由张建明所做

1. 临床资料

所有病例均来自常州市中医医院门诊,共 122 例,根据人民卫生出版社全国高等医药规划教材《神经病学》(第 6 版)特发性面神经麻痹诊断标准确诊。随机分为治疗组和对照组。治疗组62 例,其中男 30 例,女 32 例;年龄最小者 17 岁,最大 69 岁,平均41 岁;病程最短 1 日,最长 24 日。对照组 60 例,其中男 29 例,女31 例;年龄最小者 16 岁,最大 68 岁,平均 40 岁;病程最短 1 日,最长 25 日。病例排除标准:既往有面瘫病史;双侧面瘫;Hunt综合征;小脑桥脑角病变、脑干病变、手术损伤、腮腺病变、格林-巴利综合征、耳源性等继发引起的面瘫;准备妊娠及孕妇;出血性疾病或有出血倾向的患者;有糖尿病及严重高血压、肝肾基础疾病患者;精神病患者;病程 30 日以上者。两组患者在性别、年龄、病程方面经统计学处理无显著性差异($P>0.05$),具有可比性。

2. 治疗方法

1) 治疗组

以"通脱法"治疗。通法:指循经远道取穴,以疏通经络;脱法:指病变局部取穴,以脱去(解除)病邪。

将周围性面瘫分为以下 4 期:发病后 1～7 日为急性期,此期面瘫会有不同程度加重的可能;发病后 8～20 日为静止期,此期病情一般不再加重,部分有好转的迹象;发病后 21～90 日为恢复期,大部分患者在此期获得痊愈;发病 90 日以后为后遗症期(本组无此病例)。

急性期:用通法。取穴:少阳经风寒证取患侧足临泣、中渚、列缺;少阳经风热证取患侧侠溪、液门、外关。阳明经风寒证取患侧陷谷、三间、列缺;阳明经风热证取患侧内庭、二间、曲池。针刺手法泻法。每次留针 30min，每日 1 次。

静止期：用通脱结合法，先通后脱，即针刺顺序为先针远道穴，后针局部穴。取穴：少阳经风寒证取患侧丘墟、阳池、风池、列缺，针刺手法平补平泻法。少阳经风热证取患侧丘墟、外关、风池、曲池，针刺手法平补平泻法。阳明经风寒证取患侧冲阳、合谷、列缺，针刺手法平补平泻法。阳明经风热证取患侧冲阳、合谷、曲池，针刺手法平补平泻法。均加用患侧面部腧穴，根据病变部位取穴：阳白、丝竹空、下关、颊车、四白、迎香、颧髎、地仓等，针用浅刺，轻手法刺激。本期以邪在阳明为主。体虚者可在静止期中后期酌配足三里。每次留针 30min，隔日 1 次。

恢复期：本期主要邪在阳明，风寒风热已不明显，以气血不足为主。用通脱结合法，先通后脱，即针刺顺序为先针远道穴，以鼓舞阳明正气，调和气血，后针局部穴。取穴：患侧冲阳、合谷、足三里，针刺手法补法；患侧面部根据病变部位取穴：阳白、丝竹空、下关、颊车、四白、迎香、颧髎、地仓等，针刺深浅恰当，手法刺激适中。每次留针 30min，隔日 1 次。

2）对照组

常规针刺取穴，取阳白、丝竹空、太阳、颊车、下关、迎香、地仓、翳风、合谷、风池、足三里等穴，针刺手法平补平泻，每次留针 30min，隔日 1 次。

治疗组和对照组均治疗 10 次为 1 个疗程。痊愈即终止治疗。治疗 3 个月后进行疗效统计。

3．疗效观察

1）疗效标准

根据中华医学会第八次全国物理医学与康复学学术会议《周

围性面神经麻痹的中西医结合评定及疗效标准》评定。

痊愈:达Ⅰ级。双侧额纹、鼻唇沟恢复对称,皱眉与闭眼正常,鼓腮时口角不漏气,进食时齿颊间不滞留食物残渣,谈笑时无口角歪斜,面部表情正常。评分满分。

显效:达Ⅱ级。双侧额纹与鼻唇沟基本对称,眼闭合欠实,皱眉略显无力,颧肌肌力约为徒手肌力Ⅳ级,鼓腮时口角不漏气,进食时齿颊间不滞留食物残渣,笑时可见口角略不对称。评分在75分以上。

好转:由Ⅳ级~Ⅵ级经治疗后改善为Ⅲ级,评分75分~50分。

无效:经3个月治疗后仍停留在Ⅳ级以上,评分在50分以下。

2) 治疗结果

两组疗效对比见表3-1。

表3-1 两组治疗结果比较

单位:例/%

组别	例数	痊愈	显效	好转	无效	总有效率/%
治疗组	62	44(70.97)	12(19.35)	6(9.68)	0(0)	100.00
对照组	60	30(50.00)	12(20.00)	16(26.67)	2(3.33)	96.67

注:两组结果经 Ridit 分析,治疗组的痊愈率、愈显率均明显高于对照组($P<0.05$, $P<0.01$),说明治疗组疗效优于对照组。

4. 讨论

周围性面瘫是临床常见病和多发病。临床表现为不同程度的患侧额纹消失,眼睑闭合不全,鼻唇沟变浅,口角歪向健侧。部分患者可伴有面部板滞、麻木感,患眼溢泪,耳后乳突疼痛或压痛,舌前 2/3 味觉减退,耳鸣,听力减退或过敏等症状、体征。常由病毒感染、外伤、颅内外肿瘤、咽部或外耳道炎症引起,亦可见于脑桥或延髓的炎症、缺血或出血导致面神经损伤,但以特发性面神经麻痹即贝尔麻痹最多见。周围性面瘫中医学又称"口僻""口眼㖞斜"。本病多因卫阳不固,脉络空虚,风寒或风热之邪乘虚侵袭少阳、阳明经络,导致经脉不和,气血阻滞,经筋失养,筋肉纵缓不收而成面瘫。

程子俊教授治疗周围性面瘫,首先按病程分期,确立相应的"通脱法"治疗原则。急性期以"通"法即远道取穴为主。静止期和恢复期以"通""脱"即远道取穴与局部取穴相结合,且宜先"通"后"脱"。后遗症期亦以"通""脱"结合,但宜先"脱"后"通"。其次通过对面瘫的临床表现、舌脉的分析,辨清病邪侵袭之主要经脉。再在辨经的基础上分别辨证。最后根据分期、辨经、辨证结果确立选穴、针刺顺序和针刺手法。据程老经验,急性期和静止期邪实明显,远道取穴以荥穴、输穴为主,以清热泻火、疏风通脉。恢复期和后遗症期气血不足,远道取穴以原穴为主,以鼓舞正气、调和气血、扶正祛邪。运用本法治疗周围性面瘫,与传统方法比较,不仅可提高临床治愈率,而且能有效减少后遗症的发生,有较高的临床实用价值。

(二)程氏"通脱法"配合阿是穴多向刺治疗肱骨外上髁炎 30 例[①]

程氏"通脱法"是全国老中医药专家学术经验继承工作导师之一程子俊教授根据"根结、标本"理论,结合几十年的临床经验,将循经远道取穴与局部取穴相结合,按病情的轻重缓急确立取穴原则及其先后顺序而灵活运用于临床的一种针刺治疗方法。

---

① 此节实验观察由史国屏所做

2009 年 7 月—2011 年 6 月,笔者以程氏"通脱法"配合阿是穴多向刺治疗肱骨外上髁炎取得较好疗效,现总结如下。

1. 临床资料

1）一般资料

60 例患者均来自常州市中医医院针灸科门诊,随机分为治疗组和对照组。治疗组 30 例,其中男 19 例,女 11 例;年龄最小者 20 岁,最大 62 岁,平均 39 岁;病程最短 3 日,最长 2 年;单侧患病者 27 例,双侧者 3 例。对照组 30 例,其中男 20 例,女 10 例;年龄最小者 22 岁,最大 61 岁,平均 40 岁;病程最短 2 日,最长 2 年;单侧患病者 28 例,双侧者 2 例。所有患者均经 X 线检查排除骨性病变。两组患者在性别、年龄、病程等方面经统计学处理无显著性差异（$P > 0.05$）,具有可比性。

2）诊断要点

（1）多数患者起病缓慢,逐渐出现肘关节外侧疼痛,在用力握持或端提重物时,疼痛明显。

（2）一侧或双侧肱骨外上髁处有局限性压痛点,压痛可沿伸肌总腱方向扩散,局部皮肤无红肿,肘关节活动无明显影响,少数患者压痛点在肱骨外上髁与桡骨之间。

（3）伸肌腱牵拉试验（Mills 征）阳性。

2. 治疗方法

1）治疗组

以程氏"通脱法"配合阿是穴多向刺治疗。通法:指循经远道取穴,以疏通经络;脱法:指病变局部取穴,以脱去（解除）病邪。

取穴及操作:①病程较短者（1 周以内）用通法。取患侧合谷穴,常规消毒、针刺,得气后留针 30min。②病程较长者（1 周及以上)用通脱结合法。患者取坐位,将患肢端放在与胸同高的桌面上,掌心向下,保持姿势至治疗结束。在患侧肘部找到最痛点(阿是穴),以甲紫(龙胆紫)标记。先取患侧合谷穴,常规消毒、针刺,得气后留针。再在甲紫标记点常规消毒,取 $\Phi0.45mm\times50mm$ 的一次性针灸针,垂直皮肤进针,得气后将针退至皮下,改变针刺方向,针尖贴肱骨外上髁与桡骨骨缘,多向快速提插 10 余下后出针,以消毒干棉球用力按压针孔片刻。合谷穴留针 30min。

2) 对照组

取穴以阿是穴为主,可按压痛点选取多个阿是穴,配患侧曲池、外关、合谷,常规消毒、针刺,得气后留针 30min。

治疗期间治疗组和对照组均注意限制用力活动患侧腕关节、肘关节,并注意患部保暖。

3) 疗程

隔日 1 次,连续 10 次为 1 个疗程。

3. 疗效观察

1) 疗效标准

痊愈:疼痛及压痛消失,手握力恢复正常;有效:疼痛及压痛基本消失,功能改善;无效:治疗前后无改变。

2) 治疗结果

经 1 个疗程治疗后,两组疗效对比如表 3 - 2 所示。

表 3 - 2　两组治疗结果比较

单位:例/%

组别	例数	痊愈	有效	无效
治疗组	30	22(77.5)	8(7.5)	0(0)
对照组	30	14(45.0)	13(20.0)	3(7.5)

以 SPSS16.0 统计软件处理,经 Wilcoxon 秩和检验,$Z=$ -2.267,$P=0.023<0.05$,说明两组总体疗效比较有显著差异,治疗组疗效高于对照组。

两组痊愈病例治疗次数比较,治疗组 2～5 次,平均 3.68 次;对照组最少 5 次,最多 10 次,平均 8.54 次。

4.讨论

肱骨外上髁炎是前臂伸腕肌群的起点部反复受到牵拉刺激而引起的一种慢性损伤性疾病。桡侧伸腕长肌、短肌、指总伸肌、尺侧伸腕肌及肱桡肌均起于肱骨外上髁处,此肌群的过度牵拉如跌扑挫伤,强力转肘,腕部反复用力过猛、过久或较长时间提携,抛掷重物等,均可引起肱骨外上髁局部充血水肿、渗出,炎症细胞浸润,纤维组织增生、粘连等无菌性炎症反应。

中医学将本病归于伤筋范畴,认为多由肘部急、慢性损伤或气血不足,复感风寒湿邪,致局部气血凝滞,络脉瘀阻而发为本病。程子俊教授认为,本病病程较短者,病变局部邪实亢盛、经气郁结,不可在局部针刺"硬碰硬",以免扰乱经气,加重经气郁结,使外邪深入,留而不去。此时宜用"通脱法"之通法,取阳明经合谷穴,以激发经气,疏通雍滞,则络通邪去。病程较长者,正邪相争后病变局部邪势稍退,经气稍通,可顺势而为,通脱结合,疏通经络和局部祛邪并重。但宜先通后脱,取阳明经原穴合谷穴,激发经气,鼓舞正气,加强局部祛邪力量。再按"以痛为腧""经筋病变取局部"等取穴原则,配合粗针在阿是穴多向针刺,以活血散瘀,舒筋通络,消炎止痛。粗针快速提插刺激量大,破结散瘀力强,能有效缓解局部组织痉挛,改善循环,使疼痛缓解。而且通过粗针沿骨缘划拨,可直接剥离粘连,松解挛缩,改善功能。本法治疗操作简单,疗效明显,值得进一步研究和推广。

(三)程氏"通脱法"配合阿是穴密集刺治疗髂腰韧带损伤 40 例[①]

程氏"通脱法"是全国老中医药专家学术经验继承工作导师之一程子俊教授根据"根结、标本"理论,结合几十年的临床经验,将循经远道取穴与局部取穴相结合,按病情的轻重缓急确立取穴原则及其先后顺序,结合适当的针刺补泻手法而灵活运用于临床的一种针刺治疗方法。笔者有幸成为程子俊教授的弟子,拜师学习。2008 年 7 月—2011 年 6 月,以程氏"通脱法"配合阿是穴密集刺治疗髂腰韧带损伤取得较好疗效,现总结如下。

1. 临床资料

80 例患者均来自常州市中医医院针灸科门诊,根据影响预后因素:①腰椎前屈 90°角时的疼痛程度(轻度痛,中度痛,重度痛);②病程(1 周以内,1 周~3 个月,3 个月以上);③年龄(<40岁,≥40 岁),"按不平衡指数最小的分配原则"随机分为治疗组和对照组。治疗组 40 例,其中男 24 例,女 16 例;年龄最小者 21岁,最大 65 岁,平均 41 岁;病程最短 1 日,最长 8 个月;单侧患病者 37 例,双侧者 3 例。对照组 40 例,其中男 23 例,女 17 例;年龄最小者 22 岁,最大 62 岁,平均 40 岁;病程最短 1 日,最长 7 个月;单侧患病者 38 例,双侧者 2 例。所有患者均经 X 线检查排除骨性病变、腰椎 CT 检查排除腰椎间盘严重病变。两组患者在性别、年龄、病程、疼痛程度等方面经统计学处理无显著性差异(P>0.05),具有可比性。

---

① 此节实验成果由张建明所做

2.治疗方法

1）治疗组

以程氏"通脱法"配合阿是穴密集刺治疗。通法：指循经远道取穴，以疏通经络；脱法：指病变局部取穴，以脱去（解除）病邪。

取穴及操作：①病程较短者（1周以内）用通法。取患侧束骨穴，常规消毒、针刺，补泻手法用泻法。②病程较长者（1周及以上）用通脱结合法。患者取俯卧位。先取患侧京骨穴，常规消毒、针刺，补泻手法用平补平泻法。再按髂嵴上缘水平线找到 L4 棘突，向下找到 L5 棘突，旁开 2cm 左右即为 L5 横突，以甲紫（紫药水）点做体表定位标记。再在髂嵴后上部平 L5 横突点以甲紫（紫药水）点做体表定位标记。局部常规消毒，选用 $\Phi0.40mm \times 50mm$ 的一次性针灸针，先在 L5 横突点垂直皮肤快速刺入，探到 L5 横突后，使针尖紧贴 L5 横突尖上缘、外缘、下缘密集地刺入 10 针左右。再用针灸针在髂嵴后上部点刺入，使针尖紧贴髂嵴后上部内缘、前缘密集地刺入 10 针左右。留针 30min。

2）对照组

取穴以阿是穴为主。常规消毒、针刺，得气后留针 30min。

治疗组和对照组均配合局部 TDP 照射。治疗期间均嘱患者多平卧休息，尽量避免弯腰的体力活动，并注意患部保暖。

3）疗程

隔日 1 次，连续 10 次为 1 个疗程。痊愈即停止治疗。

3.疗效观察

1）疗效标准

痊愈：疼痛消失，腰骶功能恢复正常；显效：疼痛消失，劳累后局部酸软不适；好转：疼痛减轻，腰骶功能活动改善；无效：治疗前后无改变。

2）治疗结果

经 1 个疗程治疗后，两组疗效对比如表 3 - 3 所示。

表 3 - 3　两组治疗结果比较

单位：例/%

组别	例数	痊愈	显效	有效	无效
治疗组	40	31(77.5)	6(15.0)	3(7.5)	0(0)
对照组	40	18(45.0)	11(27.5)	8(20.0)	3(7.5)

以 SPSS16.0 统计软件处理，经 Wilcoxon 秩和检验，$Z=-3.106$，$P=0.002<0.01$，说明两组总体疗效有极显著差异，治疗组疗效明显高于对照组。

两组痊愈病例治疗次数比较，治疗组 3～5 次，平均 4.38 次；对照组最少 5 次，最多 10 次，平均 7.54 次。

4. 讨论

髂腰韧带损伤是针灸临床的常见病，主要表现为第 5 腰椎横突两侧或一侧的深在性疼痛，患者不能指出具体的痛点，腰部屈伸、侧屈及旋转活动受限。髂腰韧带由 L5 横突起始呈放射状止于髂嵴后上部，使 L5 和髂骨连接更为稳定，可限制 L5 的旋转，防止 L5 在骶骨上朝前滑动，抵抗体重引起的剪力。骶椎基本不活动，因此，L5 是处在活动与不活动之枢纽部位，腰部频繁活动牵拉髂腰韧带容易产生劳损性病变；突然产生的强大的扭转力也可引起髂腰韧带的急性损伤；腰部过屈、过度侧屈，也容易使髂腰韧带损伤。

中医学将本病归于伤筋范畴，认为多由髂腰部急、慢性损伤或气血不足,复感风寒湿邪,致局部气血凝滞,络脉瘀阻而发为本病。程子俊教授认为,本病病程较短者,病变局部邪实亢盛,经气郁结,犹如长绳打结,缠乱繁杂。欲解开绳结,若蛮拆硬扯,会越解越结,应在上下慢慢松动,找到合适路径,则可轻易解开。针灸如果在局部取穴,会扰乱经气,加重经气郁结,使外邪深入,留而不去。此时宜用"通"法,循经远道取膀胱经之输穴、束骨穴,"输主体重节痛",以激发经气,疏通壅滞,则络通邪去。病程较长者,正邪相争后病变局部邪势稍退,经气稍通,可顺势而为,通脱结合,疏通经络和局部祛邪并重。但宜先通后脱,取膀胱经原穴京骨穴,鼓舞正气,使原气通达,加强局部祛邪力量,再配合由《灵枢·官针》中"齐刺""扬刺"演变而来的阿是穴密集刺法,祛邪外出。

(四)"通脱法"针刺治疗后循环缺血性眩晕 80 例[①]

"通脱法"是程子俊教授规范针刺局部取穴和循经远道取穴,以"根结、标本"理论为基础,结合针刺补泻而总结出的一种针刺方法。笔者于 2011 年 12 月—2012 年 5 月运用"通脱法"治疗后循环缺血性眩晕 80 例,取得了很好的疗效,现总结如下。

1. 一般资料

80 例均选自常州市中医医院门诊后循环缺血性眩晕患者,其中男 30 例,女 50 例;年龄最小 26 岁,年龄最大 72 岁;病程最短 6 日,最长 7 年。随机分成 2 组,通脱法治疗组和普通针刺法对照组。2 组性别、年龄、疼痛差别及原发病部位无统计学意义。观察病例均符合《中医病证诊断疗效标准》。

---

① 此节实验成果由陈章妹所做

2. 治疗方法

1) 治疗组

取穴采用程子俊教授辨证论治"通脱法"。实证如肝阳上亢、痰湿中阻、瘀血阻窍型,表现为头晕目眩,视物旋转,头胀耳鸣,泛泛欲吐等,针刺以远道取穴为主,宜先"通"后"脱","通""脱"结合。先取太冲、太溪、三阴交、丰隆、足三里、阴陵泉、合谷、曲池、血海以取"通"之意。然后再取风池、供血、百会等局部穴位。穴取双侧,针用泻法。百会沿皮向后刺,令针感向四周放射,直至巅顶发胀;太冲斜刺,针感传至足背。虚证如气血亏虚、肾精亏虚型,表现为头晕目眩,乏力不寐,健忘,甚则昏眩欲扑等,针刺以局部取穴为主,宜先"脱"后"通",以"脱"为主。先取风池、供血、百会及后枕部阳性点,后循经远道取足三里、血海、膈俞、太溪、悬钟、三阴交。取双侧,针用补法。背俞穴向棘突斜刺施以捻转补法,足三里用补法,令针感放射。每次留针 30min,每日 1 次,7 日为 1 个疗程。

2) 对照组

主穴风池、供血、百会。辨证论治实证配合太冲、太溪、丰隆、阴陵泉、合谷、曲池等穴。虚证配合足三里、血海、膈俞、悬钟、三阴交等穴。每次留针 30min,每日 1 次,7 日为 1 个疗程。

3. 治疗结果

1) 疗效评定标准

参照国家中医药管理局《中国病症诊断疗效标准》进行判断。治愈:眩晕、头痛、恶心等症状和阳性体征消失,能参加一般的劳动和工作。好转:眩晕、头痛、恶心等症状和阳性体征明显减轻,时有复发;无效:治疗后症状无改善,甚至加重或(和)发作次数增多,明显影响工作和生活。

2）结果

结果如表 3-4 所示。

表 3-4 2 组患者疗效比较

单位：例

组别	例数	痊愈	显效	有效	无效	愈显率/%	总有效率/%
治疗组	40	18	12	6	4	75.0△	90.0△
对照组	40	10	11	8	11	52.5	72.5

注：与对照组比较，$\triangle P < 0.05$。

从表 3-4 可以看出，通脱法针刺治疗后循环缺血性眩晕较普通针刺法疗效好。

4. 病案举例

李某，女，67 岁，于 2012 年 1 月 20 日初诊。间断头晕 3 年，重时伴有视物旋转，恶心、呕吐。期间自行服药，疗效欠佳，仍间断性头晕。无头痛耳鸣，肢体麻木不利等。否认外伤史，无高血压、糖尿病史。为求针灸治疗，特来我院针灸科就诊。症见眩晕，视物旋转，伴恶心，舌淡，苔白，脉弦滑。颈椎 X 线摄片示颈椎退行性变，骨质增生。诊断为眩晕。证属痰湿中阻证。查：心率 79 次/分，血压 130/85mmHg，心肺腹（－），神经系统检查未见异常。治疗采取上述针刺方法，先"通"后"脱"，取双侧丰隆、足三里、阴陵泉，针用泻法，针感向下肢放射，后取百会、供血、双侧风池。每次留针 30min，每日 1 次，共针 7 次。经 1 个疗程治疗后痊愈，随访 5 个月未见复发。

5. 讨论

"通脱法"是根据经络"根结、标本"理论,规范循经取穴与局部取穴并将两者相结合,提出的针灸治疗方法,充分发挥腧穴的整体治疗作用。《内经》对眩晕的病因论述为:①外邪致病;②因虚致病;③与肝有关。在本病的治疗中,实证以疏通经络为主,所谓留而不去之实邪当"通"之,使经气运行通畅。治法以平肝化痰祛瘀,定眩。取足少阳经、督脉及手足厥阴经穴为主。先循经远道取太冲、丰隆、血海等穴以"通"为主,再局部取风池、百会、供血等以"脱"为主。如在肝阳上亢证的治疗中,远取肝经之太冲,近取胆经之风池,太冲为肝经输穴、原穴,总理人体之气血,为人体水湿风气上冲之处;风池属胆经之要穴,《谈谈穴位的命名》中说道:"风为阳邪,其性轻扬,头顶之上,唯风可到,为手少阳、阳维之会,主中风偏枯,故为风池。"肝经为风木所寄,与胆经相表里,共奏清泻肝阳、平抑肝阳之效。虚症治法以益气养血,定眩。取足少阳、督脉、足阳明经及相应背俞穴为主。局部取风池、百会及后枕部阳性点,循经远道取足三里、膈俞、三阴交等穴。背俞穴如肝俞、肾俞可滋补肝肾,养血益精,培元固本。足三里补益气血。风池用平补平泻法可疏通头部气血,百会补法可提升气血,二穴配伍可充养脑髓而缓急治标。总之,运用"通脱法"在治疗后循环缺血性眩晕上有着很好的疗效,值得临床推广。

(五)"通脱法"针刺治疗肩胛肋骨综合征疗效观察[①]

肩胛肋骨综合征在临床上较为常见,绝大多数患者为慢性起病,反复发作。"通脱法"是程子俊教授根据七十余载中医临床经验,以"根结、标本"理论为基础,规范针刺局部取穴和循经远道取

---

① 本节实验成果由陈章妹所做

47

穴,结合针刺补泻而总结出的一种针刺方法。笔者于 2011 年 12 月至 2012 年 8 月采用"通脱法"治疗肩胛肋骨综合征,并与普通针刺法相比较,现总结报道如下。

1. 临床资料

1)一般资料

120 例患者均为常州市中医医院针灸科门诊患者,随机分为治疗组和对照组,每组 60 例。治疗组中男 26 例,女 34 例;年龄 20~75 岁,50 岁以上者 38 例,50 岁以下者 22 例;病程最短 1 个月,最长 10 年;右侧 36 例,左侧 21 例,两侧同时发病 3 例。对照组中男 32 例,女 28 例;年龄 22~73 岁,50 岁以上者 29 例,50 岁以下者 31 例;病程最短 2 星期,最长 8 年;右侧 39 例,左侧 20 例,两侧同时发病 1 例。两组性别、年龄比较差异无统计学意义($P>0.05$)。

2)诊断标准

①中年多见;②反复发作的肩胛骨内侧缘与脊柱之间的区域疼痛,可向上肢尺侧放射;③疼痛区域有压痛点,患肢向前及向后伸可能轻度受限;④X 线片无异常发现。

2. 治疗方法

1)治疗组

(1)体位:嘱患者取侧卧位,患侧在上,背对医者。首先,去枕以扩大颈肩距离,患侧上肢尽可能屈曲,肘关节紧贴床面,同时将肘关节推向前方,以患者能耐受的最大限度为准,使肩胛骨最大限度外移,从而增加脊柱与肩胛骨内侧的空间,使病变部位尽可能充分暴露。

(2)阳性点的查找:在背部以拇指按压,脊柱与肩胛内侧之间肋骨骨面上可触及条索状硬结,或按压局部患者感觉酸胀痛处均可视为阳性反应点,为局部针刺部位。

(3)操作方法:实证针刺以远道取穴为主,宜先"通"后"脱","通""脱"结合。先取同侧中渚、外关、足临泣等穴以取"通"之意。然后患者头部加枕,调节至舒适体位,在脊柱与肩胛骨内侧缘之间的阳性反应点处标上龙胆紫点作体表定位点。穴位常规消毒后,用 0.35 mm×40 mm 毫针刺入达骨面后,将针微微提起,向左右各约 1 mm 处,间隔针刺 2~3 次,如遇条索硬结较大,可增加针刺次数,之后即可出针,针用泻法。虚证针刺以局部取穴为主,宜先"脱"后"通",以"脱"为主。先针刺局部阳性点,后循经远道取穴,针用补法。留针 30 min。针刺部位拔罐,10min 后取罐。若是双侧发病,则先针一侧,毕后再以同样方法针刺另一侧。隔日 1 次,3 次为 1 个疗程。如第 1 疗程未愈则可继续第 2 疗程。

2)对照组

针刺局部阳性点,辨证选穴,配合外关、中渚、足临泣等穴。每次留针 30min,配合拔罐治疗。每日 1 次,3 次为 1 个疗程。

3.治疗效果

1)疗效标准

治愈:症状、体征完全消失,恢复工作,随访无复发。

显效:症状、体征基本消失,恢复工作,但偶有轻度复发,经练功及休息症状可消失。

有效:症状、体征明显改善,能坚持工作,但时有疼痛,须继续治疗。

无效:症状、体征无改善。

2)治疗结果

从表 2-5 可以看出,通脱法针刺治疗肩胛肋骨综合征愈显率、总有效率优于普通针刺法($P<0.05$)。

表3-5 两组临床疗效比较(n)

单位:例

组别	n	痊愈	显效	有效	无效	愈显率/%	总有效率/%
治疗组	60	26	20	9	5	76.7[1]	91.7[1]
对照组	60	16	17	12	15	55.0	75.0

注:与对照组比较[1] $P<0.05$。

3)病例介绍

患者,女,48岁,工人。于2012年8月21日就诊。右肩背疼痛3年,加重1周。否认外伤史。经自行服药症状未缓解。发病时感肩胛区酸痛不适,后逐渐加重向后颈部及右上肢放射痛。颈肩部外观、活动度未见有明显异常,触诊右肩背部肌张力稍高,脊柱与肩胛骨内侧缘的肋骨骨面上有压痛,有结块。舌质淡有瘀点,苔白,脉紧。颈部X线片示颈椎曲度变直。全胸片未见异常,诊断为肩胛肋骨综合征。以上述方法治疗1个疗程,疼痛症状消失,偶有肩背部不适感。再续治1个疗程后,症状、体征完全消失,患者痊愈。随访6个月无复发。

4.讨论

肩胛肋骨综合征又称肩胛胸壁关节错缝,多见于中老年人,尤其多见于长期伏案、久坐或上臂经常外展工作者。由于长期上肢与躯干的不协调运动,或肩部受到外力的打击、碰撞而致脊柱肩胛内侧之间及其附近的骨膜损伤,出现脊柱肩胛骨间疼痛和同侧颈部、手臂放射痛等综合症状。现代医学认为,疼痛一般是哪个部位受影响则该部位疼痛最明显,其他部位通常疼痛较轻,疼痛可以是自主感觉也可以无自觉痛,只是在按压或叩击时疼痛,患者有时只感觉到肩背部、手臂酸胀无力等不适感。中医学认为局部的损伤和身体的退变,导致人体经络受损,气血运行不畅,气血凝滞,经脉闭阻,不通则痛。程子俊教授认为对于病证,局部取穴针刺,虽可取得一定疗效,但难以标本兼治。"通脱法"是程教授根据经络"根结、标本"理论,将循经取穴与局部取穴相结合,提出的一种针灸治疗大法。在本病的治疗中,程教授指导笔者,以疏散病邪,解脱(解除)病痛,谓之"脱"。同时本病属经络肢体病症,且病处多有久瘀,"通则不痛",治疗以疏经通络为核心。故以经络辨证为主导,肩胛部当属少阳经脉,取中渚、外关、足临泣等经穴,以疏通壅滞的经气,使邪无去处而外出,以防闭门留寇,谓之"通"。"通""脱"结合,不但解除病邪,亦能平衡阴阳,调补气血,共奏扶正祛邪之效。临床上采用寻查阳性点、合谷刺法,即以阳性点为刺激部位,运用合谷刺法(一针多方向针刺),直接作用于病变部位,再配以循经远道取穴,结合针刺补泻而灵活运用。治疗时应注意以下几点:患者的体位摆放要使脊柱与肩胛之间距离充分拉开;阳性点的查找应紧贴在骨面上;要缓慢垂直方向进针达到骨面即可,切勿刺入过深以免损伤肋间神经血管或刺入胸腔引起气胸;嘱患者症状缓解后减少体力活动,进行适当的功能锻炼,注意纠正不良姿势,以巩固疗效。

第二节　第三掌骨疗法

一、概述

"第三掌骨疗法"是国家级名老中医程子俊教授根据数十年

的临床工作经验提出的诊断和治疗颈椎病的方法。该疗法根据经络学说的标本、根结理论及敏感点测定,结合生物全息律观点,于第三掌骨处进行颈椎病的诊断和治疗,简单易行,经济实用,通过大量的临床验证,该法疗效显著,现介绍如下。

二、"第三掌骨疗法"的理论基础

1. 理论渊源——"根结、标本"理论

1)"根""结""标""本"的含义与内容

"根"在《说文解字》中云:"木株也。"即树根之古称。《广雅释诂》曰:"始也。"或称"本也",说明根有事物始发之义。"结"在《说文解字》中云:"缔也。"《广雅释诂》云:"续也。"《淮南缪称》曰:"要终也。"《淮南氾论》曰:"聚也。"结有联续缔结汇聚之义。"标"在《说文解字》中云:"木杪末也。"即树梢细末部分。"本"在《说文解字》中云:"木下曰本。"有基、元、初的含义,与根意相类似。可见"根""结""标""本"是古人用取类比象的手法形象地对经络脉气的始生和脉气结聚处进行的描述,并寓以深刻的天人相应观。具体而言:根是经脉中"脉气之所起"部,即十二正经的井穴;本则是包括井穴在内的一段经脉。根和本都在四肢肘膝之下,所以称之为四根。结是经脉中"经气的终了"脉气之所归,分布在头面、胸、腹的一定部位,犹如树木之枝叶果实。标的意义与结相似,增加了背俞穴,笼统而言,头、胸、腹即为"三结"。

2)"根结、标本"理论的形成与发展

先秦两汉时期,《灵枢·根结》篇首先提出了"根结"理论。如《灵枢·根结》云:"不知根结,五脏六腑,折关败枢,开合而走,阴阳大失,不可复取……九针之玄,要在终始,故能知终始,一言而毕,不知终始,针道咸绝。"根结的具体内容见《灵枢·根结》所载:

"太阳根于至阴,结于命门,命门者,目也,阳明根于厉兑,结于颡
大,颡大者钳耳也;少阳根于窍阴,结于窗笼,窗笼者,耳中也;
……太阴根于隐白,结于太仓;少阴根于涌泉,结于廉泉;厥阴根
于大敦,结于玉英,络于膻中。"

　　标本的具体内容见《灵枢·卫气》所载:"足太阳之本,在跟
以上五寸中,标在两络命门,命门者,目也;足少阳之本,在窍阴之
间,标在窗笼之前,窗笼者,耳也;足少阴之本,在内踝下上三寸
中,标在背俞与舌下两脉也;足厥阴之本,在行间上五寸所,标在
背俞也;足阳明之本,在厉兑,标在人迎、颊、挟颃颡也;足太阴之
本,在中封前上四寸之中,标在背俞与舌本也;手太阳之本,在外
踝之后,标在命门之上一寸也;手少阳之本,在小指次指之间上二
寸中,标在耳后上角下外眦也;手阳明之本,在肘骨中,上至别阳,
标在颜下合钳上也;手太阴之本,在寸口之中,标在腋内动(脉)
也;手少阴之本,在锐骨之端,标在背俞也;手心主之本,在掌后两
筋之间两寸中,标在腋下下三寸也。"

表 3-6　十二经脉标本

十二经脉	本		标	
	部位	相关腧穴	部位	相应腧穴
足太阳	跟以上 5 寸中	跗阳	两络命门(目)	睛明
足少阳	窍阴之间	足窍阴	窗笼(耳)之前	听会
足少阴	内踝下上 3 寸中	交信、复溜	背俞与舌下两脉	肾俞、廉泉
足阳明	厉兑	厉兑	颊下、挟颃颡	人迎
足厥阴	行间上 5 寸所	中封	背俞	肝俞
足太阴	中封前上 4 寸中	三阴交	背俞与舌本	脾俞、廉泉
手太阳	外踝之后	养老	命门(目)之上 1 寸	攒竹

（续表）

十二经脉	本		标	
	部位	相关腧穴	部位	相应腧穴
手少阳	小指次指之间上2寸	中渚	目后上角、目外眦	丝竹空
手阳明	肘骨中上至别阳	曲池	颜下合钳上	迎香
手太阴	寸口之中	太渊	腋内动脉	中府
手少阴	锐骨之端	神门	背俞	心俞
手厥阴	掌后两筋之间2寸	内关	腋下3寸	天池

在根结标本理论发展上最著名的是金代窦汉卿，其《标幽赋》指出："更穷四根三结，依标本刺而无不瘥。"据《灵枢·根结》，手、足三阳，手、足三阴经根部皆在四肢远端，故称"四根"。结即终结，足六经均终结于头、胸、腹三部，故云"三结"。这进一步发展了根结标本理论的内涵。明代杨继洲《针灸大成》收录的《四总穴歌》"肚腹三里留，腰背委中求，头项寻列缺，面口合谷收"等，也是本部远道取穴的极好例证。清代张志聪《黄帝内经灵枢集注》中云："盖以经脉所起之处为本，所出之处为标。"在经络理论中，"根"和"结"是指十二经脉之气起始和归结的部位，"本"和"标"是指十二经脉之气集中和弥散的部位。"根"，是经气所起的根源处，为四肢末端的"井穴"；"结"，是经气所归的结聚处，在头面、胸、腹的一定部位和器官。"标本"是指经脉的本末，强调经气集中于四肢部位为"本"，扩散于头面和躯干一定部位为"标"。

表 3－7　三阴三阳根结

经脉	根(井穴)	结
太阳	至阴	命门(目)
阳明	厉兑	颡大(钳耳) ⎱头
少阳	窍阴	窗笼(耳)
太阴	隐白	太仓(胃)…腹
少阴	涌泉	廉泉…头颈
厥阴	大敦	玉英、膻中…胸

经络的标本学说主要用以阐明四肢与头面躯干之间经气运行的升降关系,与根结理论相似。但标本的"本"部范围较大,不像"根"那样专指井穴;而标本的"标"部,也不像"结"那样着重指器官,而是指经气散布较广的部位。根结是表示经脉循行两极相连的关系,突出了经脉径路的联系。标本是说明经气集中与扩散的关系,着重于经脉脉气的弥散影响。两者相互补充,共同阐明了经气上下内外相应的原理。

2. 生物全息律

全息律由张颖清教授首先提出,即生物体的每一相对独立的部分在化学组成模式上与整体相同,是整体成比例的缩小,并把这一现象称为全息律。根据生物全息律及全息相关学理论可知:人体内现存在着不同级别的全息元,不同的全息元都有全息穴位分布,每一级全息元又可同时包含着整体的所有器官、脏腑的信息和特征。中医学的全息思想认为:某一局部可以反映整体各部位的信息,通过局部又可以治疗整体部位的疾病。经络学说揭示了同类穴位的连续性分布,穴位全息律揭示了与经络规律对等的另一种穴位有序分布规律,它揭示了同样的穴位分布形式在机体不同部位的重复,他们都是生物全息律在人体的表现形式。

三、程氏"第三掌骨疗法"的临床应用

1. 标本、根结理论与全息律的有机结合

程老在古文献的启示和临床工作的实践中,对古老的"根结、标本"理论有所发挥。程老认为"根"和"本"从经络来讲是经气的根源处,是经气汇聚的重心,从疾病的针灸治疗来讲亦是取穴的根本和重点部位,其部位不仅是四肢末端的井穴,也包括四肢肘膝以下的穴位,犹以腕踝关节以下的穴位为主。"结"和"标",程老认为是病变经络的经气易纠结处,因为经气从根源和集中部位起始,至归结和弥散的部位时经气已不强旺,若适感外邪,则纠结邪恋,难以自解。程老据此结合临床经验,认为治病的关键应是"根"和"本",同时中医与全息律是可以相通的,在一定的条件下是可以相融合的,两者结合可创造出新的治疗方法。把七节颈椎缩影投影于手背部的第三掌骨尺侧,即形成了颈椎在第三掌骨的全息反应区,通过反应区的刺激,可以对颈椎进行调整,从而达到治疗的目的。

根结标本理论是经络学说的重要组成部分,认证了四肢与头面躯干的密切联系,根和本同指四肢,结和标同指躯干,从而突出了四肢穴位治疗头面躯干疾患的重要性。程子俊教授在长期的临床实践中,认识到根结标本理论更多的是强调四肢与头面项背的纵向联系,故项背部疾患完全可用四肢根穴来治疗,同时体现了《素问·五常政大论》所云"病在上取之下,病在下取之上,病在中傍取之"的远道取穴法则。

《灵枢·经筋》云:"手少阳之筋,起于小指次指之端,结于腕;

上循臂,结于肘;上绕臑外廉,上肩走颈,合手太阳。"由此可见第三掌骨位于手少阳经筋的循行通路上。"筋,肉之力也",经筋者,意指经络系统中能产生力量的肌肉。从神经根型颈椎病的症状来看,完全属于经筋疾患,用手少阳经筋循行通路上的穴位来治疗该病,也符合"经脉所过,主治所及"的原则。

程子俊教授提出的"第三掌骨全息针"疗法,是根据标本、根结理论与全息律,结合多年临床经验所形成的,运用针刺第三掌骨压痛点治疗颈椎疾病是标本、根结理论的具体体现,将第三掌骨七等份分别对应颈椎的七个节段则是对穴位全息律的灵活运用。该疗法将上述理论进行了融会贯通,达到了有机结合。

程老认为:中医与全息律是可以相通的,在一定的条件下是可以相融合的,两者结合可创造出新的治疗方法。他创造性地把七节颈椎缩影投影于手背部的第三掌骨尺侧,即形成了颈椎在第三掌骨的全息反应区,通过反应区的刺激,可以对颈椎进行调整,从而达到治疗的目的。中医理论认为,感受外邪、跌扑损伤、动作失度、可使项部经络气血运行不畅,故颈部疼痛、僵硬、酸胀;肝肾不足,气血亏损,督脉空虚,筋骨失养,气血不能养益脑窍,而出现头痛、头晕、耳鸣、耳聋;经络受阻,气血运行不畅,导致上肢疼痛麻木等症状。颈椎病主要与督脉和手、足太阳经密切相关。通过多年临床实践和观察,程老认为"第三掌骨疗法"对颈型颈椎病疗效最好,对神经根型、交感型和椎动脉型疗效较好,而对脊髓型颈椎病疗效则较差。此外本法对颈部软组织的急慢性损伤、如落枕、颈项肌劳损、颈肌筋膜炎等病证也有非常满意的疗效。

定位:患者轻握拳,将手背第三掌骨的尺侧缘平均分成七等份,每一等份代表一节颈椎椎体,从掌骨小头至手背腕横纹方向,依次相当于颈椎的第 1 至第 7 椎体(见图 3 - 4、图 3 - 5)。

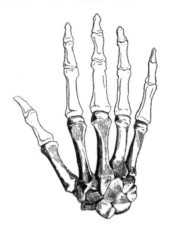

图 3 - 4　手背图

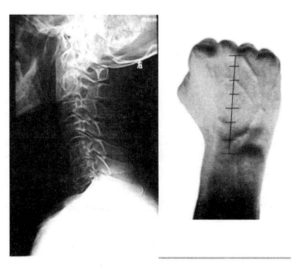

图 3 - 5　定位图

2."第三掌骨疗法"较其他疗法的优势

颈椎病是中老年人常见病、多发病之一,近年来有年轻化趋势,是由于颈部受风寒、外伤、老化及劳损和代谢失常等因素所致的颈椎间盘退行性变及颈椎骨质增生,刺激或压迫了邻近的脊髓、神经根、血管及交感神经,并由此产生颈、肩、上肢一系列表现的疾病,称其为颈椎骨性关节病。其症状繁杂、影响广泛,由于人类脊柱中,颈椎体积最小,强度最差,活动度大,活动频率高,单位面积承重大;随着年龄的增长及各种急、慢性劳损的累积效应,逐渐导致颈椎间盘髓核脱水、退变、纤维环膨出、破裂、颈椎间隙变窄、椎间韧带损伤、松弛,造成椎体不稳、骨膜受到牵拉和挤压,产生局部微血管破裂与出血、血肿。随着血肿的机化及钙盐的沉着,最后形成骨赘。当突出的椎间盘与增生的骨赘刺激或压迫邻近的脊神经根、椎动脉或脊髓,使其产生损伤、无菌性炎症、修复后反应等,就出现了颈椎病的临床症状。其临床主要表现有头痛、头晕、视力下降、耳鸣(或听力障碍)、恶心、颈项发僵、发硬疼痛、活动受限、肩背部沉重、变硬、上肢无力、手指麻木以及皮肤感觉减退等,部分患者会出现头面部或身体某个部位麻木或似有蚂蚁在皮肤上爬行的感觉;也有些患者出现下肢发硬、手不听指挥或下肢发轻有如在棉衣上行走之感;极少数患者出现上下肢瘫痪、大小便失控及性功能障碍等。可见颈椎病的临床表现是相当复杂。当然不是所有的症状表现都会在每一个颈椎病患者身上表现出来,而往往是出现部分症状,但某些症状往往相伴出现。如颈部疼痛常和肩背痛、上肢无力、手指麻木同时出现;下肢发轻,行走困难常和大小便失控、性功能障碍等症状同时出现;头痛、头晕常和恶心呕吐、视力下降等同时出现。这是由于每一个患者的病理改变的差异和影响到的部位不同所决定的。现代医学将颈椎病分为五型,即颈型、神经根型、脊髓型、椎动脉型和交感型,其鉴别如表 3 - 8 所示。

表 3 - 8　颈椎病分类鉴别

	颈型	神经根型	脊髓型	椎动脉型	交感型
发病原因	椎间盘退行性变的早期,髓核与纤维环脱水变性,椎体不稳,颈肌防御性痉挛,刺激后纵韧带和椎体神经末梢,急性发作时称"落枕"	髓核向后外侧方突出或钩突关节处的骨刺突入椎间孔,引起对神经根的压迫,常因寒冷、劳累、睡眠不佳而诱发	椎间盘的退变及骨赘形成为主的继发性改变,压迫颈脊髓而引起一系列临床综合征	钩椎关节增生及椎体不稳,关节松动,使横突孔出现移位,刺激或压迫椎动脉,出现椎—基底动脉供血不足而发病	颈椎间盘退行性改变刺激或压迫颈部交感神经纤维,引起的一系列反射性症状
临床症状	颈部疼痛、酸胀及沉重不适感,可向枕部及肩背部放射,颈部肌肉紧张、僵硬感,有压痛	一侧颈肩上肢反复发作的疼痛、麻木,仰头、咳嗽时症状加重,手指麻木,活动不灵	主要表现有头痛、颈痛、躯体感觉和运动障碍以及自主神经功能损害等几方面	与头颈部活动相关,出现头痛、头晕、视觉障碍、耳鸣、耳聋,头痛多为一侧,呈跳痛刺痛	多为主观症状,以头晕、心动过速、耳鸣、视物模糊、肢体发凉等交感神经兴奋症状为主,也可表现为恶心、眼干、心动过缓、鼻塞等交感抑制症状

（续表）

	颈型	神经根型	脊髓型	椎动脉型	交感型
特殊试验	无	压头、牵拉试验阳性	神经系统病理征阳性、腱反射亢进、肌张力、肌力检查	引颈、旋颈试验阳性	压头症状加重，牵引症状减轻

　　临床上治疗神经根型颈椎病的方法繁多，可归纳为手术治疗和非手术治疗两大类。手术治疗存在的主要问题是手术指征把握的不够准确，手术方法欠妥，且手术的创伤大，复发率高，所以疗效并不确定。故在临床上仍首选非手术治疗，非手术治疗包括中西药物的内服外敷、物理疗法、离子导入、针灸、推拿、气功、牵引等，但从整体上看，针灸治疗神经根型颈椎病具有操作简单、费用低、不良反应小以及疗效显著等优点。纵观近年的临床报道可以看出：针刺治疗该病疗效显著，且无明显不良反应，已被广大患者所接受；传统针刺技术与现代科学技术相结合，充分发挥了优势，提高了临床疗效；不同方法相互结合，取长补短，相得益彰。临床针灸治疗本病的方法包括针刺、电针、小针刀、拔罐、温灸、综合疗法等，但均因其易复发，疗程长，患者难以坚持治疗，使病程迁延难愈，严重者常常影响生活和工作，患者十分痛苦。而"第三掌骨疗法"，经临床反复验证，确有其独特而显著的疗效，一般均能当场缓解症状，且操作简便，容易掌握，无不良反应，便于患者自行操作，受时间、地点和环境限制少，经济实用，使患者既能坚持治疗，又不影响工作和学习。另外，本疗法对辅助诊断颈椎病的病变部位方面，也有一定的参考价值。即从第三掌骨小头开

始,沿手背第三掌骨尺侧缘向手背腕横纹方向,仔细地逐一进行按压,当某节段上出现痛点时,即表明相应的某个颈椎或其附近的小关节、肌肉、筋膜、韧带等组织有病变。因本疗法在体表上肢末端进行诊断和治疗,该处解剖无重要血管、神经经过,安全有效,无不良反应。

四、"第三掌骨疗法"治疗神经根型颈椎病的临床研究[①]

1. 病例选择

1) 诊断标准

诊断标准按照国家中医药管理局颁布的《中医病证诊断疗效标准》(1995年,南京)中颈椎病的诊断标准:

(1) 慢性劳损或外伤史,或有颈椎先天性畸形、颈椎退行性变。

(2) 多发于40岁以上中年人,长期低头工作者,习惯于长时间看电视、录像者,往往慢性发病。

(3) 颈、肩、背疼痛,头晕头痛,颈部板硬,上肢麻木。

(4) 颈部活动功能受限,病变颈椎棘突、患侧肩胛骨内上角有压痛可摸到条索状硬结,可有上肢肌力减弱和肌肉萎缩,臂丛牵拉试验阳性、压头试验阳性。

(5) X线片:正位显示钩椎关节增生,张口位可有齿状突偏歪;侧位片显示颈椎曲度变直,椎间隙变窄,有骨质增生或韧带钙化;斜位片可见椎间孔变小。

2) 病理分型诊断标准

神经根型颈椎病病理分型诊断标准参照"第二届颈椎病专题座谈会"纪要(1992年,青岛)中的神经根型颈椎病的病理分型标

---

① 此节研究成果由朱俊所做

准执行：

（1）具有较典型的根性症状（麻木、疼痛），且范围与颈脊神经所支配的区域相一致。

（2）压头试验或臂丛牵拉试验阳性。

（3）影像学所见与临床表现相符合。

（4）痛点封闭无显效（诊断明确者可不做此试验）。

（5）除外颈椎外病变（胸廓出口综合征、网球肘、腕管综合征、肘管综合征、肩周炎、肱二头肌腱鞘炎等）所致以上肢疼痛为主的疾病。

3）中医辨证分型标准

中医辨证分型标准参照《中医病证诊断疗效标准》中颈椎病的证型分类标准：

（1）风寒湿型：颈、肩、上肢窜痛麻木，以痛为主，头有沉重感，颈部僵痛，活动不利，恶寒畏风，舌淡红，苔薄白，脉弦紧。

（2）气滞血瘀：颈肩部、上肢刺痛，痛处固定，伴有肢体麻木，舌质暗，脉弦。

（3）肝肾不足型：眩晕头痛，耳鸣耳聋，失眠多梦，肢体麻木，面红目赤，舌红少津，脉弦。

4）纳入病例标准

符合颈椎病中神经根型诊断标准及中医辨证分型诊断标准者。

5）排除病例标准

（1）年龄<18岁或>65岁者；

（2）胸廓出口综合征、网球肘、腕管综合征、风湿病、肩周炎等；

（3）各种非神经根型颈椎病、心血管、肝肾、造血系统等严重原发性疾病，精神病患者及过敏体质者；

（4）妇女妊娠期、哺乳期；

（5）凡未按规定治疗，无法判断疗效或资料不全等影响疗效或安全性判断的。

2．分组方法

选取 2009 年 12 月—2011 年 1 月常州市中医医院针灸推拿科门诊神经根型颈椎病患者 60 例。对入选的研究对象采用单盲随机化方法，按 1∶1 对照原则分为治疗组、对照组。治疗组采用第三掌骨疗法，对照组采用针刺 C5～T1 颈椎夹脊穴。采用 PEMS3.1 统计软件包进行简单随机分组，预先编制好随机分配卡，上面写有序号、组号和治疗方法，将其装入信封内，信封上写上与卡号相同序号的编号，当符合要求的受试者进入研究时，按其进入的顺序拆序号相同的信封，按其中的卡片的规定分组，不同小组施行对应的治疗方法，不得作任何修改。

3．治疗方法

1）治疗组

（1）取穴：根据患者的临床症状，同时结合颈椎 X 线片，确定颈椎的病变节段，嘱患者轻握拳，将手背第三掌骨（长度从第三掌骨小头至手背腕横纹）的尺侧缘平均分成 7 等份，每 1 等份代表 1 节颈椎，从掌骨小头至手背腕横纹方向，依次相当于颈椎的第 1 至第 7 椎体，之后分针刺或贴压 2 种方法进行操作。

（2）针刺法：于患侧手背第三掌骨尺侧缘的相应段上寻找到压痛点，压痛点常规消毒，取华佗牌 30 号 1 寸毫针，速刺进针缓缓刺入 0.5 寸，平补平泻 1min，同时嘱患者缓缓活动颈项，留针

30min,结合辨证论治,风寒湿型加大椎穴拔火罐;气滞血瘀型加颈项局部用华佗牌梅花针叩刺出血;肝肾不足型加艾条灸关元穴,隔日1次,10次为1个疗程,休息2日,进行下一个疗程。

(3)贴压法:针毕,于健侧手背第三掌骨尺侧缘的相应段上寻找到压痛点,将华佗磁疗贴贴于确定好的痛点处,嘱患者每日按压3～4次。按压时握拳,向第三掌骨尺侧缘按压,力量以疼痛能够耐受为度,每次按压10min,边按压边活动颈项。贴24小时后,休息24小时,再换贴1次,10次为1个疗程。

2)对照组

(1)取穴:C5～T1颈椎夹脊穴。

(2)针刺法:患者取俯伏位,在夹脊穴处常规消毒后,取华佗牌30号1.5寸毫针直刺0.5～0.8寸,以局部酸胀为度,留针30min,隔日1次,10次为1个疗程,休息2日,进行下一个疗程。

4.观察指标

1)神经根型颈椎病症状分级

按患者症状(肢体麻木、发作时间频率、肌力、关节活动度等)分为无、轻度、中度、重度。

(1)肢体麻木情况:

轻度,肢体轻微麻木;

中度,肢体麻木可忍;

重度,肢体麻木难忍。

(2)发作时间频率:

轻度,时作时止;

中度,时常发作;

重度,持续不止。

（3）肢体肌力情况：

轻度,肢体自觉无力；

中度,肢体明显无力；

重度,肢体全瘫。

（4）关节活动情况：

轻度,关节尚可活动；

中度,关节活动受限；

重度,关节不能活动。

2）臂丛牵拉试验或压头试验

参照姜宏、施杞《介绍一种神经根型颈椎病的疗效评定方法》。

臂丛牵拉试验操作：令患者取坐位或站位,头部歪向健侧,使患者手处于背伸或掌屈位,做上肢外展动作,出现麻木放射感者为阳性。压头试验操作：令患者取正坐位,两目平视。医者双手重叠置于患者顶部,然后在仰头位、低头位、侧头位、中立位柔和平稳地、持续地向下用力按压,若出现上肢麻木放射感则为阳性。

3）疗效标准

根据国家中医药管理局颁布的《中医病证诊断疗效标准·颈椎病的疗效评定》进行评定。

治愈：原有各型病症消失,肌力正常,颈、肢体功能恢复正常,能正常参加劳动和工作。

好转：原有各型症状减轻,颈、肩、背疼痛减轻,颈、肢体功能改善。

未愈：症状无改善。

5.统计方法

应用SPSS16.0统计软件进行统计分析。计量资料用均数±

标准差($\bar{x}\pm S$)表示,计数资料用构成比(%)表示。治疗前后计量资料采用配对样本 T 检验比较组内前后差异,方差不齐则采用 Wilcoxon 秩和检验,不同治疗组组间比较采用(独立样本)T 检验(方差不齐采用 Wilcoxon 秩和检验),不同治疗组计数资料采用 χ^2 检验进行统计分析。以 $P<0.05$ 为差异有统计学意义。

6. 结果与分析

1) 治疗前两组间基本情况

全部为门诊病例,60 例患者中女性 31 人,男性 29 人;治疗组 30 人,其中男性 17 人,女性 13 人;对照组 30 人,其中男性 12 人,女性 18 人。年龄最大者 69 岁,最小者 19 岁,平均 43.83 岁。病程长者 64 周,短者 0.5 周,平均 14.33 周。两组患者在病程、年龄方面均无明显差异,($P>0.05$),具有可比性。

表 3-9　两组患者年龄、病程比较($\bar{x}\pm S$)

分组	例数	年龄/岁	病程/周
治疗组	30	44.03±13.49	14.30±18.39
对照组	30	43.63±11.95	14.35±19.30

* 两组年龄之间采用独立样本 T 检验:$T=0.122,P=0.904,P>0.05$;两组病程之间采用独立样本 T 检验:$T=-0.01,P=0.992,P>0.05$。由此可见,两组患者在年龄、病程方面均无显著差异。

* 两组患者性别之间采用卡方检验:卡方值 $\chi^2=1.67,P=0.20,P>0.05$,两组间具可比性。

表 3-10　两组患者证型比较

证型	治疗组/例	百分比/%	对照组/例	百分比/%
风寒湿型	14	46.67	11	36.67

（续表）

证型	治疗组/例	百分比/%	对照组/例	百分比/%
气滞血瘀型	12	40.00	16	53.33
肝肾不足型	4	13.33	3	10.00

* 两组患者证型之间采用 Wilcoxon 秩和检验，$Z = -0.506$，$P = 0.614$，$P > 0.05$，两组间具可比性。

表 3 - 11 两组治疗前颈椎病症状分级组成（%）情况比较

颈椎病症状	症状分级	分组		N	Z	P
		治疗组（例/%）	对照组（例/%）			
肢体麻木情况	无	4(13.33%)	6(20.00%)	10		
	轻度	10(33.33%)	7(23.34%)	17	-0.221	0.825
	中度	14(46.67%)	13(43.33%)	27		
	重度	2(6.67%)	4(13.33%)	6		
发作时间频率	无	2(6.67%)	3(10.00%)	5		
	轻度	8(26.67%)	14(46.67%)	22	-1.503	0.133
	中度	15(50.00%)	9(30.00%)	24		
	重度	5(16.66%)	4(13.33%)	9		
肢体肌力	无	12(40.00%)	14(46.67%)	26		
	轻度	9(30.00%)	10(33.33%)	19	-0.760	0.447
	中度	9(30.00%)	6(20.00%)	15		
关节运动情况	无	12(40.00%)	14(46.67%)	26		
	轻度	8(26.67%)	11(36.67%)	19	-1.03	0.303
	中度	10(33.33%)	5(16.66%)	15		

* 经 Wilcoxon 秩和检验，两组在肢体麻木情况、发作时间频率、肢体肌力情况、关节运动情况等方面，均无统计差异（$P > 0.05$），提示两组间颈椎病症状分级组成情况具可比性。

表 3 - 12　两组治疗前臂丛神经牵拉试验或压头试验情况比较

分组	阳性	阴性
治疗组(例)	22	8
对照组(例)	21	9

* 两组间经卡方检验:卡方值 $\chi^2 = 0.082, P = 0.774, P > 0.05$,提示两组间具可比性。

2) 治疗组治疗前后比较

表 3 - 13　治疗组治疗前后颈椎病症状分级组成(%)情况比较

颈椎病症状	症状分级	治疗前(例/%)	治疗后(例/%)	Z	P
肢体麻木情况	无	4(13.33%)	18(60.00%)	—4.216	0.000
	轻度	10(33.33%)	9(30.00%)		
	中度	14(46.67%)	3(10.00%)		
	重度	2(6.67%)	0(0.00%)		
发作时间频率	无	2(6.67%)	17(56.66%)	—3.939	0.000
	轻度	8(26.67%)	11(36.67%)		
	中度	15(50.00%)	2(6.67%)		
	重度	5(16.66%)	0(0.00%)		
肢体肌力	无	12(40.00%)	25(83.33%)	—2.302	0.021
	轻度	9(30.00%)	4(13.33%)		
	中度	9(30.00%)	1(3.34%)		
关节运动情况	无	12(40.00%)	22(73.33%)	—2.847	0.004
	轻度	8(26.67%)	6(20.00%)		
	中度	10(33.33%)	2(6.67%)		

　　从表 3 - 13 可知,治疗组患者经两个疗程治疗后,肢体麻木

情况、发作时间频率、肢体肌力情况、关节运动情况均有显著改善,有很大的统计差异($P<0.05$),说明疗效显著。

表 3-14　治疗组治疗前后臂丛神经牵拉试验或压头试验情况比较

分组	阳性	阴性
治疗前(例)	22	8
治疗后(例)	9	21

从表 3-14 可知,治疗组患者治疗前后臂丛神经牵拉试验或压头试验情况,经卡方检验:卡方值 $x^2=11.279$,$P=0.001$,有统计差异($P<0.05$),说明该疗法能显著改善肢体麻木症状。

3) 对照组治疗前后比较

表 3-15　对照组治疗前后颈椎病症状分级组成(%)情况比较

颈椎病症状	症状分级	治疗前(例/%)	治疗后(例/%)	Z	P
肢体麻木情况	无	6(20.00%)	10(33.33%)	−3.025	0.002
	轻度	7(23.34%)	9(30.00%)		
	中度	13(43.33%)	11(36.67%)		
	重度	4(13.33%)	0(0.00%)		
发作时间频率	无	3(10.00%)	8(26.67%)	−3.154	0.002
	轻度	14(46.67%)	16(53.33%)		
	中度	9(30.00%)	6(20.00%)		
	重度	4(13.33%)	0(0.00%)		
肢体肌力	无	14(46.67%)	22(73.33%)	−2.449	0.014
	轻度	10(33.33%)	6(20.00%)		
	中度	6(20.00%)	2(6.67%)		

（续表）

颈椎病症状	症状分级	治疗前(例/%)	治疗后(例/%)	Z	P
	无	14(46.67%)	24(80.00%)		
关节运动情况	轻度	11(36.67%)	5(16.66%)	−2.425	0.015
	中度	5(16.66%)	1(3.34%)		

从表 3 - 15 可见,对照组患者经两个疗程治疗后,肢体麻木情况、发作时间频率、肢体肌力情况、关节运动情况也有改善,均有统计差异($P<0.05$),说明该疗法治疗作用比较明显。

表 3 - 16　对照组治疗前后臂丛神经牵拉试验或压头试验情况比较

分组	阳性	阴性
治疗前(例)	21	9
治疗后(例)	13	17

从表 3 - 16 可知,对照组患者治疗前后臂丛神经牵拉试验或压头试验情况,经卡方检验:卡方值 $\chi^2=4.344$, $P=0.037$,有统计差异($P<0.05$),说明本疗法同样能改善肢体麻木症状。

4) 两组间疗效比较

表 3 - 17　两种疗法治疗效果比较

单位:例

组别	例数	治愈	好转	未愈	治愈率/%	总有效率/%
治疗组	30	16	12	2	53.33	93.33
对照组	30	8	18	4	26.67	86.67
		$Z=2.070, P=0.038$			$\chi^2=4.444$ $P=0.035$	$\chi^2=0.741$ $P=0.389$

从表 3 - 17 可见,治疗组临床治愈率为 53.33%,而对照组临床治愈率为 26.67%。经卡方检验,两组疗效具有显著性差异($P<0.05$)。而总有效率治疗组和对照组分别为 93.33% 和 86.67%,经卡方检验无统计差异($P>0.05$)。两组总体疗效经 Wilcoxon 秩和检验,同样具有显著性差异($P<0.05$)。

表 3 - 18　两组经两个疗程治疗后颈椎病症状分级组成(%)情况比较

颈椎病症状	症状分级	分组		N	Z	P
		治疗组(例/%)	对照组(例/%)			
肢体麻木情况	无	18(60.00%)	10(33.33%)	28		
	轻度	9(30.00%)	9(30.00%)	18	−2.489	0.013
	中度	3(10.00%)	11(36.67%)	14		
	重度	0(0.00%)	0(0.00%)	0		
发作时间频率	无	17(56.66%)	8(26.67%)	25		
	轻度	11(36.67%)	16(53.33%)	27	−2.460	0.014
	中度	2(6.67%)	6(20.00%)	8		
	重度	0(0.00%)	0(0.00%)	0		
肢体肌力	无	25(83.33%)	22(73.33%)	47		
	轻度	4(13.33%)	6(20.00%)	10	−0.848	0.397
	中度	1(3.34%)	2(6.67%)	3		
关节运动情况	无	22(73.33%)	24(80.00%)	46		
	轻度	6(20.00%)	5(16.66%)	11	−0.723	0.469
	中度	2(6.67%)	1(3.34%)	3		

从表 3 - 18 可知,两组经两个疗程治疗后,肢体麻木情况、发作时间频率、肢体肌力情况、关节运动情况均有明显改善,重度患

者症状也在转轻。两组疗效经 Wilcoxon 秩和检验,肢体麻木情况和发作时间频率,均有统计差异($P<0.05$),而肢体肌力情况和关节运动情况,无统计差异($P>0.05$)。说明治疗组在改善肢体麻木和发作时间频率方面较对照组有优势。

表 3 - 19　两组治疗后臂丛神经牵拉试验或压头试验情况比较

分组	阳性	阴性
治疗组(例)	9	21
对照组(例)	13	17

从表 3 - 19 可知,两组治疗后患者臂丛神经牵拉试验或压头试验情况,经卡方检验:卡方值 $\chi^2 = 1.148$,$P = 0.284$,两组间无统计差异($P>0.05$),说明虽然从表 3 - 10 可见治疗组在改善肢体麻木方面较对照组有优势,但在臂丛神经牵拉试验或压头试验转阴方面,两组疗法间无明显差异。

5)结果

"第三掌骨疗法"治疗神经根型颈椎病有显著疗效,在肢体麻木情况和发作时间频率的改善方面以及治愈率方面较"针刺夹脊穴"有较大的优势,其他方面与"针刺夹脊穴"相当。

7. 讨论

1)"第三掌骨疗法"治疗神经根型颈椎病的理论基础

"第三掌骨疗法"是导师程子俊教授在长期的临床实践中,根据经络学说的根结、标本理论及敏感点测定,结合几十年的丰富临床经验,运用生物全息律观点,提出的治疗神经根型颈椎病的特色疗法。程老认为中医与全息律是可以相通的,在一定的条件下是可以相融合的,两者结合可创造出新的治疗方法。把七节颈椎缩影投影于手背部的第三掌骨尺侧,即形成了颈椎在第三掌骨的全息反应区,通过反应区的刺激,可以对颈椎进行调整,从而达到治疗的目的。第三掌骨疗法正是基于以上理论,由导师程子俊教授首先倡导的治疗神经根型颈椎病的新疗法。通过多年临床实践和观察,证明其有很高的临床推广和研究价值。

2)对照组(夹脊穴)的选择

颈夹脊穴是针灸临床上治疗颈椎病常用的穴位,疗效确切。采用针刺颈夹脊穴治疗神经根型颈椎病,其符合中医学理论"经脉所过,主治所及"的原则。夹脊穴位于脊柱两侧,与督脉、足太阳膀胱经相邻,与多条经脉经气相通。同时取颈夹脊穴治疗本病,也与局部取穴原则相符,从而达到疏经通络、行气祛瘀、祛风散寒、补益气血的作用。

现代医学发现,夹脊穴周围组织中存在着丰富的神经末梢,且颈椎处的脊神经后支内侧支与颈椎夹脊穴之间距离最近,因此,针刺颈夹脊穴可刺激深部神经末梢,使神经纤维兴奋,促进血液循环,解除其对周围神经、血管的压迫,从而改善症状。

3)观察指标的选择

中医学诊疗疾病是通过望、闻、问、切四种不同的方法采集病史、病情,辨证分析后,制定相应的治疗方案。其中问诊在整个诊疗过程中尤为重要,因为问诊能获得患者平时的健康状况、发病原因、病情经过和患者自觉状况。而经过一个阶段的治疗,再通过问诊了解患者的病情、疾病的转归等情况,从而根据患者反馈的信息,调整治疗方案来达到祛除疾病,使患者早日康复的目的。诚如清代医家陈修园所云:"问诊是医家第一要事。"可见问诊在中医诊疗过程中的重要作用。同时,评价一种疗法的效果,患者的主观感觉非常重要,只有临床症状改善了,患者自我感觉改善了,才能证明该疗法是有效的。正是鉴于此,本课题选择了神经根型颈椎病的症状(肢体麻木、发作时间频率、肌力、关节活动度等)作为最主要的观察指标,并尽可能地排除主观因素的干扰,客观地评价和记录患者的主观感觉和主观感觉的变化。而臂丛牵拉试验或压头试验则最能反映神经根受压的体征表现。通过对这些指标的观察分析,能从多个方面体现第三掌骨疗法的疗效,使人们对第三掌骨疗法的疗效有一个直观的了解,为其进一步的推广和研究打下基础。

8.结论

本研究采用客观、公认的神经根型颈椎病的诊断标准和疗效判定标准,观察比较了"第三掌骨疗法"和"针刺夹脊穴"的疗效。结果表明:"第三掌骨疗法"治疗神经根型颈椎病有显著的疗效,在肢体麻木情况和发作时间频率的改善方面以及治愈率方面较"针刺夹脊穴"有较大的优势,提示"第三掌骨疗法"治疗神经根型颈椎病有其临床推广和研究价值。

第三节　江南程氏"蜻蜓点水针法"

一、概述

"蜻蜓点水针法"是国家级名老中医,全国第一、二、四批名老中医药专家学术经验继承工作指导老师程子俊教授祖传的针刺手法之一,是程老的祖父程金和在研究了古代"徐疾""提插""捻转"等补泻手法的基础上发展而来,临床运用已有一百余年历史,程子俊教授将此法广泛应用于治疗各类急慢性痛证及内、外、妇、儿等科疾病,疗效极佳。

二、理论基础及针刺手法

(一)理论基础

"蜻蜓点水针法"融合了古代"徐疾""提插""捻转"的特点,在"雀啄术"及"震颤术"的基础上演化而来。

"疾徐补泻":进针时徐徐刺入,少捻转,疾速出针者为补法。进针时疾速刺入,多捻转,徐徐出针者为泻法。

"提插补泻":针下得气后,先浅后深,重插轻提,提插幅度小、频率慢、操作时间短者为补法。先深后浅,轻插重提,提插幅度大、频率快、操作时间长者为泻法。

"捻转补泻":针下得气后,捻转角度小、用力轻、频率慢、操作时间短者为补法。捻转角度大、用力重、频率快、操作时间长者为泻法。

"雀啄术":刺手持针,用腕力将针刺入穴内,先浅疾进,后缓捻入,上下左右,小幅度,慢频率,如小鸟食饵状,将针分层刺入欲达之部位。

"震颤术":是将针刺入腧穴一定深度后,右手持针柄,用小幅度、快频率的提插捻转动作,使针身产生轻微的震颤,以促使得气或增强祛邪扶正的作用。

"蜻蜓点水针法":在临床中的运用疗效卓越,且其操作方法简便易学,可为针灸医师在临床治疗时多一种治疗手段。其操作类似于雀啄术,但手法较之轻柔,且频率稍快;又类似于震颤术,但幅度较之稍大,手法较之稍重,频率稍慢。

(二)针刺手法

操作步骤:刺手持毫针,用夹持进针法快速破皮进针,将毫针缓慢刺入穴位的应刺深度后,即可进行操作。若提插幅度在2～

4 mm,频率在每秒 6 次以内者,刺激量相对较小为补法,适用于虚寒证及慢性痛证;若提插幅度在 4～6 mm,频率大于每秒 9 次者(刺激量相对较大)为泻法,适用于实热证及急性痛证。

三、临床应用及病例分析

(一)适应证

"蜻蜓点水针法"广泛适用于各种急慢性痛症,无论寒性热性、虚证寒症均可适用。如三叉神经痛、胃痛、痛经、腰痛、肋间神经痛、肌筋膜炎、枕神经痛等。本法对其他内、外、妇、儿等各科适用于针灸治疗的病种疗效同样也十分满意。

(二)禁忌证

肌肉浅薄处之穴位,患者体虚者慎用本法。

(三)病例分析

1. 原发性三叉神经痛

1) 取穴

主穴:合谷、足三里、下关等。

配穴:如第 1 支痛者加鱼腰、阳白;第 2 支痛者加四白、禾髎;第 3 支痛者加夹承浆、颊车。

2) 操作及疗程

选用 0.30 mm×40mm 或 0.30mm×50 mm 不锈钢毫针,合谷、足三里、下关等主穴分别刺入 20 mm、40 mm 和 30 mm,各穴均行"蜻蜓点水针法"之泻法 1～2min;配穴行平补平泻法,至患者有触电感即可。留针 30min,期间每隔 10min 行"蜻蜓点水术"之泻法 1 次。每日 1 次,10 次为 1 个疗程,疗程间休息 1～2 日。

3) 典型病例

王某,女,46 岁,2000 年 9 月 20 日初诊。主诉:左眉弓、前额及面颊部阵发性闪电样剧痛 2 年余。每遇进食、洗脸、刷牙等动作而发作,常可持续约数十秒至 2min 不等。查体:眶下孔、眉弓中点、上唇及鼻翼等处明显触痛,面部疼、触觉轻度减退。头颅 CT 检查(一)。诊断:三叉神经痛(第 1、第 2 支)。主穴取合谷、足三里、下关;配穴取鱼腰、四白、禾髎。操作同上,治疗 1 次后疼痛即明显减轻,共治疗 2 个疗程后痊愈。随访一年未复发。

2. 胃脘痛

本病是以胃脘部经常疼痛为主要症候的一类疾病,多见于急慢性胃炎、胃及十二指肠溃疡等病症。

1)取穴

肝气犯胃取中脘、内关、足三里、太冲;

脾胃虚寒取中脘、公孙、内关、足三里;

食积阻滞取中脘、内关、上巨虚、梁门;

气滞血瘀取中脘、内关、血海、足三里。

2)操作及疗程

以上诸穴均采用毫针直刺,其中中脘、足三里、上巨虚等穴刺 30～40 mm;公孙、梁门、血海等穴刺 25～30 mm;内关、太冲等穴刺 13～25 mm。对肝气犯胃、食积阻滞和气滞血瘀 3 型的各穴采用"蜻蜓点水针法"之泻法,行针 1～2min,留针 20min。出针时复行"蜻蜓点水针法"之泻法 1～2min。每日 1 次,10 日为 1 个疗程,休息 1～2 日进行下一疗程。脾胃虚寒型各穴,针用"蜻蜓点水针法"之补法 2～3min,中脘、足三里等穴位加大艾炷温灸 3 壮,留针 30min,复行"蜻蜓点水针法"之补法 2～3min 出针。

3)典型病例

钱某,女,37 岁,2001 年 1 月 5 日初诊。上腹部胀痛 4 年余,时轻时重,伴胸闷嗳气,两肋作痛,饮食后坠胀。平素易怒,夜寐不安,大便秘结,小便如常,苔白腻,脉弦。胃镜检查:浅表性胃炎。经服用逍遥丸、香砂养胃丸等中药,疗效不佳。诊断:胃脘痛(肝气犯胃)。治拟:疏肝理气,和胃止痛。穴取中脘、内关、足三里、太冲。各穴行"蜻蜓点水针法"之泻法 1min,胃脘胀痛即刻缓解,留针 20min,复行针 1 次后出针。每日 1 次,1 个疗程后,诸症完全消失。为巩固疗效,隔日 1 次,复治疗 2 个疗程,复查胃镜正常。

3. 腰椎间盘突出症

腰椎间盘突出症属中医学的"腰腿痛"和"痹症"范畴,是以腰部及坐骨神经通路的一段或全长的放射性疼痛为主症的病症。

1)取穴

L3/L4、L4/L5、L5/S1 夹脊穴,程氏"环中穴"、委中、阳陵泉、跗阳、束骨。附①:L3/L4、L4/L5、L5/S1 夹脊穴分别在 L3、L4 和 L5 棘突下旁开 0.5 寸,左右共 6 穴。临床上根据腰部压痛点及腰椎 CT 检查所示的椎间盘突出部位,分别或同时取之。附②:程氏"环中穴"是程氏祖传的特效经验穴之一,临床沿用已有七十余年,与现代针灸专著中记载的环中穴,在定位、取法和操作上,均有较大的差别,其定位在股骨大转子最高点与骶骨孔及髂后上嵴所连成的三角形的中点凹陷中,取穴时要求患者采取健侧卧位,即健侧下肢伸直在下,患侧下肢屈曲,窝约呈 90°角,同时需将其患侧足背和内踝搁于健侧下肢的膝关节下方。

2)操作及疗程

L3/L4、L4/L5、L5/S1 夹脊穴向脊椎方向约呈 75°角斜刺50～60 mm,委中、阳陵泉、跗阳、束骨等穴分别直刺 25、30、25 和

20 mm,各穴均行"蜻蜓点水术"之泻法 1min;程氏"环中穴"直刺 60～75mm,行"蜻蜓点水术"之泻法,至针感放射到足跟、足底或足背即止。急性期每日 1 次,缓解期隔日 1 次,均留针 30min,期间每 10min 行针 1 次。10 次为 1 个疗程,休息 2～3 日,进行下一个疗程。

3) 典型病例

张某,男,39 岁,2001 年 8 月 23 日初诊。主诉:腰部疼痛牵及右下肢麻痛 1 周。1 周前因搬运重物不慎扭闪,当即感腰部剧痛,并向右大腿后侧及小腿后外侧放射疼痛,伴足底及蹞趾麻木,不能站立,经卧床休息及贴敷麝香追风膏后,疼痛略有缓解,但仍行走不利,活动严重受限。查体:腰椎生理弧度平直,轻度侧弯,L4 棘突下明显压痛,直腿抬高试验右 30°角(+),左 80°角(+),挺腹试验(+),趾背伸试验(+)。CT 检查提示 L4/L5 椎间盘向右突出,压迫硬膜囊及右侧神经根。诊断:腰椎间盘突出症(L4/L5)。取穴:L4/L5 夹脊穴、程氏"环中穴"、委中、阳陵泉、跗阳、束骨。依上法治疗 1 次后,患者腰腿疼痛明显减轻,直腿抬高右 70°角,左 90°角。经治疗 5 次,即告临床痊愈。随访 3 个月未复发。

4. 痛经

痛经为妇科常见疾患,其主要表现为行经前后或行经期间小腹部及腰部疼痛,甚至剧痛难忍。多见于子宫发育不良、子宫前屈或后倾、子宫颈管狭窄、子宫内膜增厚、盆腔炎、子宫内膜异位等。

1) 取穴

(1) 寒湿凝滞取中极、次髎、地机。

（2）肝郁气滞取气海、太冲、三阴交。

（3）肝肾亏损取关元、足三里、血海。

2）操作及疗程

（1）寒湿凝滞型：中极、次髎、地机3穴均毫针直刺30～40 mm，行"蜻蜓点水针法"之泻法1～2min，其中中极穴加大艾炷温灸6壮，留针30min，每日1次，5日为1个疗程。至下一月经周期痛经时，进行下一疗程。

（2）肝郁气滞型：各穴均毫针直刺，其中气海40～50 mm、太冲13～25 mm、三阴交30～40 mm，均行"蜻蜓点水术"泻法1～2min，留针20～30min，每日1次。疗程同寒湿凝滞型。

（3）肝肾亏损型：关元、足三里直刺30～40mm，血海直刺25～30 mm，行"蜻蜓点水针法"之补法2～3min，关元及足三里两穴加中艾炷温灸3壮，留针30～45min，隔日1次，10次为1个疗程，至下一月经周期来潮前1周（估计）时为下一个疗程。

3）典型病例

陈某，17岁，2001年4月17日初诊。主诉：痛经3年。13岁月经初潮时，仅感小腹轻微胀痛1～2日，3年前因经期淋雨后，突发痛经，以后每当月经来潮，则下腹部剧痛难忍，月经量少，周期为4～5日至23～26日，经量第1～2日少，3～4日多，经色紫暗，夹有血块，并伴腰骶部酸胀疼痛，面色苍白。热敷后症状稍减轻，一般持续2～3日。严重影响学习和生活，十分痛苦。诊断：痛经（寒湿凝滞）。依上法予治疗3个疗程后痊愈，随访半年未复发。

5.肋间神经痛

肋间神经痛属于中医学的"胁痛"范畴，以肋间部疼痛为主症，是临床常见的一种自觉症状。

1）取穴

（1）肝郁气滞取支沟透间使、太冲、阳陵泉；

（2）湿热郁积取外关透内关、阳陵泉透阴陵泉；

（3）瘀血阻滞取三阳络透郄门、阳陵泉、血海。

2）操作及疗程

支沟透间使、外关透内关、三阳络透郄门等刺入 30～40 mm；阳陵泉透阴陵泉刺 40～50 mm；阳陵泉直刺 40 mm；血海、太冲直刺或向上斜刺 25～40mm。均行"蜻蜓点水术"之泻法 1～2min，留针 30 分，每 10min 行针 1 次。每日 1 次，5 次为 1 个疗程，休息 1 日，进行下一疗程。

3）典型病例

秦某，男，52 岁，2001 年 6 月 19 日初诊。主诉：右胸胁扭闪疼痛 2 日。2 日前因扶摩托车时不慎扭闪致右侧胸胁部疼痛，转侧活动受限，呼吸及轻咳均感疼痛，右上肢不能抬举。检查：右胸胁局部无红肿，第七胸椎棘突下偏右明显压痛，舌质暗红，脉弦紧。诊断：肋间神经痛（瘀血阻滞型）。取三阳络透郄门、阳陵泉、血海等穴，依上法进行治疗，一次即痊愈。

四、研究与展望

（一）临床研究

研究一：痛点"蜻蜓点水针法"加电针治疗背肌筋膜炎疗效观察[①]

背肌筋膜炎为临床常见病，属中医学"痹证"范畴。笔者自 2005 年 1 月至 2007 年 6 月采用粗针痛点"蜻蜓点水针法"加电针治疗背肌筋膜炎 60 例，现报告如下。

―――――――――

① 此处成果为奚向东所做

1.临床资料

1)一般资料

60 例患者均来自常州市中医医院针灸门诊,其中男 26 例,女 34 例;年龄 19～71 岁,平均 46 岁;病程最短 1 个月,最长 26 年,平均 3.7 年。

2)疼痛程度评分

疼痛程度的评定采用视觉模拟评估法(VAS 法)。0 分为无疼痛;1～3 分为轻度疼痛;4～6 分为中度疼痛;7～10 分为重度疼痛。

2.治疗方法

患者取俯卧位,充分暴露背部,医者用右手拇指指腹于患者背部患病的肌筋膜上进行按压,寻找到痛点或最痛点或痛性结节、条索带(即阿是穴)之后,用拇指指甲作"＋"字标记,每次选穴(痛点)以不超过 6 个为宜。皮肤常规消毒后,选择 0.40 mm×40 mm 的不锈钢粗毫针在距离痛点或最痛点的上、下方约 15 mm 处与皮肤呈 15°～30°角分别刺入一针,破皮后均缓慢进针,待针尖达到痛点后,行"蜻蜓点水针法"之泻法(即持针行小幅度的快速提插,提插幅度 3～5 mm,频率 9 次/s),操作完毕后分别将二针针尖各退离痛点 1～2mm ,然后在二针柄上接 G－6805 电疗仪,通以连续波,强度 0.8～1.7 Hz,强度以患者耐受为度,刺激 30 min。隔日治疗 1 次,10 次为 1 个疗程,疗程间不休息,2 个疗程后进行评分。

3.治疗效果

1)疼痛缓解指数

疼痛缓解度＝(治疗前疼痛程度评分－治疗后疼痛程度评

分）/治疗前疼痛程度评分×100%

未缓解,疼痛缓解度<25%。

轻度缓解,25%≤疼痛缓解度<50%。

中度缓解,50%≤疼痛缓解度<75%。

明显缓解,75%≤疼痛缓解度<100%。

完全缓解,疼痛消失,即疼痛缓解度为100%。

2）疗效标准

痊愈:完全缓解。

显效:明显缓解。

有效:中、轻度缓解。

无效:未缓解。

3）治疗结果

60例患者中,治疗前轻度疼痛6例,中度疼痛39例,重度疼痛15例,VAS值最高10分,最低2分,平均5.75分。治疗后无疼痛33例,轻度疼痛25例,中度疼痛2例,重度疼痛无,VAS值最高5分,最低0分,平均0.77分;完全缓解33例,明显缓解17例,中度缓解8例,轻度缓解2例,未缓解无。其中痊愈33例,占55.0%;显效17例,占28.3%;有效10例,占16.7%;总有效率为100%。

4.讨论

现代医学认为背肌筋膜炎是背部外伤、劳损、受寒等因素导致背部筋膜无菌性炎症,局部水肿、充血、渗出、粘连、纤维变性所致。本病属中医学"筋痹"范畴,多为寒湿闭阻,气血瘀滞,经(筋)脉气血闭阻,不通则痛。针刺能激发经气,疏通经络,通调气血,解痉止痛;粗针痛点"蜻蜓点水针法"之泻法,能有效解除局部组织的粘连；配合电针能活血消肿镇痛，改善局部血液循环，促进代谢，减少渗出，加快本病痊愈。临床运用"蜻蜓点水针法"治疗背肌筋膜炎，在阿是穴（即痛点）的选择上应认真仔细，反复甄别，必要时可借助探棒以精确痛点。在操作上宜选用粗毫针，并于痛点上、下约 15 mm 处斜向缓慢刺向痛点，当针下出现涩滞感，患者出现较为尖锐或剧烈的疼痛时，说明针尖已达到痛点，此时行"蜻蜓点水针法"之泻法，应操作至针下有松软感觉及患者针下的痛感消失或明显减轻后，再将针尖退离痛点 1～2 mm 接电疗仪高频连续波治疗。临床操作得当疗效十分显著。

研究二：阿是穴"蜻蜓点水针法"治疗枕神经痛 100 例疗效观察①

枕神经痛是针灸科临床上常见的病证之一，发作时疼痛难忍。2004—2008 年期间，笔者在阿是穴运用"蜻蜓点水针法"治疗本病 100 例，并与常规针刺法进行比较，现报道如下。

1. 临床资料

1）一般资料

所有患者均来自常州中医医院门诊，共 150 例，以 2∶1 的比例随机分为治疗组和对照组。治疗组 100 例，其中男 46 例，女 54 例；年龄最小者 26 岁，最大 65 岁，平均 41 岁；病程最短 3 日，最长 2 年。对照组 50 例，其中男 23 例，女 27 例；年龄最小者 22 岁，最大 67 岁，平均 39 岁；病程最短 2 日，最长 2 年。所有患者均排除呼吸道感染，并经头颅 CT、颈椎 MRI 检查，排除头颅疾患、颈椎损伤、肿瘤、骨结核。两组患者在性别、年龄、病程方面经

---

① 此处成果为张建明所做

统计学处理无显著性差异($P>0.05$),具有可比性。

2)诊断依据

参照《神经病学》而拟定,所有患者均有头后枕部疼痛,并可向头顶、乳突部或外耳放射,头颈活动、咳嗽时可诱发或加重症状,多数患者有受寒凉或枕部劳累病史。检查头后枕部无红肿,枕外隆突下与颞骨乳突间常有压痛点,痛点处肌肉紧张。枕部皮肤常有感觉减退或痛觉过敏,无其他神经系统阳性体征。

3)疼痛程度评分

疼痛程度的评定采用视觉模拟评估法(VAS法)。

0分为无疼痛;1~3分为轻度疼痛;4~6分为中度疼痛;7~10分为重度疼痛。

2.治疗方法

治疗组与对照组均针刺阿是穴。

1)治疗组

患者取俯卧位或侧卧位(患侧在上),充分暴露头后枕部,医者用左手食指指腹于患者头后枕部进行按压,寻找到痛点或痛性结节(即阿是穴)后,均以棉签蘸甲紫(紫药水)作标记。局部皮肤常规消毒,选用 $\varphi 0.40\text{mm} \times 0.40\text{mm}$ 的一次性不锈钢针灸针,垂直皮肤快速刺入后缓慢进针,待针尖达到痛点或痛性结节后,行"蜻蜓点水针法"之泻法(即持针行小幅度的快速提插,提插幅度4~5 mm,频率9次/s)。各穴均行"蜻蜓点水针法"之泻法1~2min,留针30min,期间每隔10min行"蜻蜓点水针法"之泻法1次。每日治疗1次,10次为1个疗程。

2)对照组

取阿是穴(可按压痛点选取多个)。常规针刺,得气后留针

30min。每日治疗 1 次,10 次为 1 个疗程。

3.疗效观察

1)疼痛缓解指数

疼痛缓解度=(治疗前疼痛程度评分-治疗后疼痛程度评分)/治疗前疼痛程度评分×100%。

未缓解,疼痛缓解度<25%。

轻度缓解,25%≤疼痛缓解度<50%。

中度缓解,50%≤疼痛缓解度<75%。

明显缓解,75%≤疼痛缓解度<100%。

完全缓解,疼痛消失,即疼痛缓解度为 100%。

2)疗效标准

痊愈:完全缓解。

显效:明显缓解。

有效:中、轻度缓解。

无效:未缓解。

3)治疗结果

经 1 个疗程治疗后(包括治疗未满 1 个疗程的痊愈病例),两组疗效对比见表 3-20。

表 3-20 两组治疗结果比较

单位:例

组别	例数	痊愈	显效	有效	无效	总有效率/%
治疗组	100	69	21	8	2	98
对照组	50	16	13	16	5	90

注:两组结果经秩和检验,$U=4.553>2.58$,$P<0.01$,治疗组优于对照组。

4.讨论

枕神经痛是指枕大、枕小和耳大神经分布区疼痛的总称,常见病因有颈椎病、颈椎结核、外伤、脊髓肿瘤、骨关节炎、颈枕部肌炎、硬脊膜炎和转移瘤等,多为继发性神经损害,也可由呼吸道感染引起或病因未明,常由受凉、潮湿、劳累、睡眠姿势不良等因素诱发。

中医学认为枕神经痛是由于外感风寒湿热之邪等导致局部气滞血瘀,脉络瘀阻,不通则痛。针灸治疗可行气化瘀,改善局部血液循环,减少和阻断炎症及病理循环对神经的刺激,从而达到止痛效果。临床运用本法治疗枕神经痛,在阿是穴的选择上应认真仔细,反复甄别,尤其注意阿是穴标记后嘱患者不可变动体位。在操作上宜选用粗毫针,并可于同一阿是穴刺入数针,当针下出现涩滞感,患者出现较为剧烈的酸胀感时,说明针尖已达到痛点,此时行"蜻蜓点水针法"之泻法,操作至针下有松软感觉(一般1～2min)后留针。本法操作简便,临床运用得当疗效十分显著,值得进一步研究和推广。

研究三:改良扬刺法加"蜻蜓点水针法"治疗臀上皮神经炎59例[①]

臀上皮神经炎是针灸临床较常见的病种之一,患者多有劳伤、闪挫或受凉等病史。主要表现为腰臀部或牵及大腿疼痛难忍,尤以蹲、坐位起立等运动时疼痛更为剧烈,严重影响生活与工作。笔者于2010年3月至2012年2月期间运用改良扬刺法加程氏"蜻蜓点水针法"治疗臀上皮神经炎59例,现报道如下。

---

① 此处成果为奚向东所做

1. 一般资料

所有患者均来自常州市中医医院针灸科门诊。共 62 例患者，在治疗过程中有 3 例脱落，最后治疗结束实际例数为 59 例。其中男 36 例，女 23 例；年龄最小 18 岁，最大 82 岁，平均 45.3 岁；病程最短 1 日，最长 7 个月，平均 17.5 日。

2. 治疗方法

患者取健侧卧位，医师站于患者身后，在其臀部髂嵴中点直下约 3～4cm 处进行按压检查压痛点，并确定"条索样"硬物，取"条索样"硬物中点（或最疼处）及其首尾（两端），以指甲"十"字定位，常规消毒后，用 0.40mm×50mm 的不锈钢毫针（无锡佳健医疗器械有限公司生产的一次性使用无菌针灸针）快速进针，在"条索样"硬物中点（或最疼处）垂直刺入 40mm，条索物两端呈 45°角向条索物中点各刺入一针约 45mm，然后以此三针为准，在距该"条索样"硬物垂直线的上、下约 5cm 处各取 3 点，常规消毒后，持 0.40mm×50mm 毫针与皮肤呈 15°角快速进针，沿皮下并垂直于"条索样"硬物缓慢刺入 45mm（上下各三针）；腰痛者加 L1～L3 夹脊（病侧），呈 75°角向脊椎方向刺入 30～40mm。所有毫针均在刺入时、刺入后 15min 及出针时行"蜻蜓点水针法"泻法 0.5～1min，之后加 TDP 照射 30min 出针。"蜻蜓点水针法"之泻法：夹持进针法快速进针，将毫针缓慢刺入穴位的应刺深度后，进行每秒 9 次以上频率、幅度在 4～6mm 的快速（或较快速）提插运针，要求指力直达针尖（期间不捻转或少捻转）。每周针 3 次，10 次为 1 个疗程。同时要求患者治疗期间注意休息。所有病例均在一个疗程后评定疗效。

3.治疗效果

临床治愈:腰臀部及大腿疼痛完全消失,弯腰起坐活动正常,局部无压痛者46例,占78.0%;显效:腰臀部及大腿疼痛基本消失,弯腰起坐活动正常,局部轻微压痛者11例,占18.6%;好转:腰臀疼痛明显减轻,劳累或弯腰起坐,臀部及大腿仍轻微牵拉疼痛者2例,占3.4%;无效:临床症状及疼痛无明显改善者0例。总有效率100%,治愈显效率96.6%。

4.典型病例

患者,男,47岁,2011年11月15日就诊。主诉:左臀部伴大腿后侧剧痛2日。2日前在家搬重物时不慎扭闪,突感左臀部撕裂样疼痛并牵及大腿后侧,他人架扶来诊。查体:腰部屈曲活动明显受限,左臀部外上方微肿,局部肌肉紧张、拒按,呈痉挛状,左髂嵴中点下方约4cm处可触及一斜形条索样硬物,直腿抬高试验阳性,加强试验阴性,躯干屈转试验阳性,拾物试验阳性。诊断为臀上皮神经炎。按上法进行治疗,为加强疏通局部气血瘀阻、增强舒筋镇痛之效,在行程氏"蜻蜓点水针法"泻法时,所有穴位操作均达1min,并不断变换针刺方向,提插频率及幅度在其泻法范围内先小后大,以患者能忍受为度。出针后患者即诉臀部疼痛明显减轻,行走起坐自如,治疗2次告愈。1个月后随访无复发。

5.体会

臀上皮神经炎属中医学"筋出槽"范畴,系经筋病变,为表浅而面积较大的痛证。《灵枢·官针》:"扬刺者,正内一,傍内四而浮之,以治寒气之博大者也。"故扬刺治疗本病当为首选,临床已有共识并广为运用。为进一步提高临床疗效,笔者通过临床不断摸索,并受"傍内四而浮之"中"浮"的启迪,对临床通用的"扬刺"

法进行了改良,同时融入导师祖传的程氏"蜻蜓点水针法"治疗本病,明显提高了临床治疗效果,尤其是对提高针刺的即时疗效起到了一定的作用。程氏"蜻蜓点水针法"是全国第一、二、四批名老中医药学术经验继承指导老师、江苏省名老中医程子俊教授之祖传针刺手法,临床用于治疗各类急性痛证及实热性病症。

本法对臀部"条索样"硬物疼点垂直和斜向刺入的三针,取阿是穴以痛为腧,以疏通局部瘀阻之气血,合"蜻蜓点水针法"泻法之较强刺激,解除局部组织粘连及卡压,加快血液循环,消除软组织水肿及炎性反应,达到消除或减轻疼痛的目的;因皮下有丰富的神经纤维网,分布着感觉神经纤维末梢和自主神经纤维。距"条索样"物上下 5cm 处沿皮下刺入 6 针,行"蜻蜓点水针法"之泻法,在通络止痛的同时,也刺激了这些神经末梢,调节血管和肌肉的功能活动,从而达到止痛功效。针刺越表浅、症状消除越完全的现象说明沿皮刺消炎镇痛效果好,复加"蜻蜓点水针法"之泻法更加强了活血舒筋、散瘀消肿、通络止痛之功。臀上皮神经来自L1～L3脊神经后支的外侧支皮支,故加刺 L1～L3 夹脊穴,调经通络、强壮腰腿。数法齐下则疗效彰显。此外,笔者对症状较重的患者,在行"蜻蜓点水针法"针刺时,常根据具体情况不断变换针刺方向进行操作(但每次操作完毕后留针时仍需恢复初始状态),以加强舒筋活血、通络止痛作用,从而进一步提高临床疗效,缩短病程。

研究四:透刺加程氏"蜻蜓点水针法"针刺治疗神经性耳鸣临床观察[①]

神经性耳鸣是指患者在其周围环境中无相应声源或电刺激

---

① 本节成果由迟慧所做

存在的情况下,自觉耳内或颅内有声响的一种主观症状,其声或细或暴,或如蝉鸣、如潮声,安静时症状尤甚,多伴有听力下降、头晕、睡眠障碍等症状,严重地影响了患者的工作及生活质量。其病因及发病机制至今尚未阐明,暂无公认的特效治疗方法,目前,临床中常应用改善内耳微循环药物、神经营养药物、高压氧等治疗,疗效不甚满意。笔者自 2012 年 11 月至 2014 年 9 月采用透刺加程氏"蜻蜓点水针法"针刺治疗神经性耳鸣 30 例,并设药物对照组 30 例进行临床观察,取得了较满意的疗效,现报告如下。

1. 临床资料

1)一般资料

本研究中 60 例患者均来自常州市中医医院针灸科门诊,根据病史、常规检查、并经耳鼻咽喉科专科耳道检查、纯音测听及声阻抗检查,内耳道 CT 检查未见异常,排除外耳、中耳疾病及其他全身性疾病所致的耳鸣,确诊为神经性耳鸣。其中男 29 例,女 31 例;年龄最小 16 岁,最大 75 岁;病程小于 3 个月者 21 例,3 个月~1 年者 20 例,1 年以上者 19 例;单耳发病 32 例,双耳发病 28 例。其中伴见听力下降者 32 例,伴见睡眠质量差者 21 例。两组患者性别、年龄、病程等基线资料经统计学处理,无显著性差异($P>0.05$),具有可比性。

2)诊断标准

神经性耳鸣的诊断标准参考《耳鼻咽喉科治疗学》及《中医耳鼻咽喉科学》中的相关诊断标准拟定。

3)排除标准

由肿瘤、外伤及其他全身性疾病所致耳鸣者;客观性耳鸣、全聋伴耳鸣者;药源性耳鸣者;妊娠或哺乳期妇女;合并有严重的肝、肾、心血管、造血系统疾病及精神疾病患者，以及在本次研究治疗前 1 周使用其他药物而影响本研究疗效判定者。

2. 治疗方法

1) 治疗组

(1) 取穴。取患侧耳门(听宫、听会)、曲鬓(角孙)、完骨(翳风)、中渚(液门)、侠溪(地五会)；针具：选用苏州医疗用品厂生产的华佗牌针灸针，规格 40mm×0.30mm；具体操作方法：患者取侧卧位，嘱其全身放松，常规消毒后，取患侧穴位针刺。如双侧耳鸣者，则取仰卧位。

(2) 近部取穴。针刺听会时令患者张口，垂直快速进针，缓慢刺入 0.5～1 寸，得气后退针至皮下，针尖向耳门方向，约呈 30°角透刺过听宫，直达耳门穴；曲鬓穴以 15°角快速进针后，沿头皮透刺至角孙；完骨穴垂直快速进针，缓慢刺入 0.5～0.8 寸，得气后退针至皮下，针尖向翳风穴，呈 30°角透刺翳风。

(3) 远部取穴。实证者采用迎随补泻之泻法即中渚透刺液门，侠溪透地五会。具体操作：中渚、侠溪垂直快速进针，均缓慢刺入 0.3～0.5 寸，得气后退针至皮下，分别透刺至液门、地五会；虚证者采用迎随补泻之补法即液门透中渚，地五会透侠溪。具体操作：液门、地五会垂直快速进针，均缓慢刺入 0.3～0.5 寸，得气后退针至皮下，分别透刺至中渚、侠溪。

所有穴位均在透刺结束后，行程氏"蜻蜓点水针法"(其具体操作步骤如下：刺手持毫针，用夹持进针法快速破皮进针，将毫针缓慢刺入腧穴的应刺深度后，即行"蜻蜓点水针法"之补泻手法。泻法的提插幅度为 4～6mm，频率＞9 次/秒；补法的提插幅度为 2～4mm，频率＜6 次/秒)，实证者施以泻法 1～2min，虚证者施以补法 2～3min,均留针 30min,每日治疗 1 次,两周为 1 个疗程,共治疗 4 周。

2)对照组

甲钴胺片(卫材药业有限公司制造,国药准字:H20030812 规格 0.5mg×10 片×2 板),每日 3 次,每次 1 片。银杏叶片(法国益普生制药公司,进口药品注册号:H20080294 规格 40mg×15 片)每日 3 次,每次 1 片。盐酸氟桂利嗪胶囊(西安杨森制药有限公司,国药准字:H10930003 规格 5mg×20 粒×1 板)每晚睡前服 1 粒。两周为 1 个疗程,共治疗 4 周。

3.治疗效果

1)疗效标准

参照《耳鸣严重程度评估与疗效评定参考标准》进行评估。

临床痊愈:耳鸣消失,且伴随症状消失,随访 1 个月无复发;

显效:耳鸣程度降低 2 个级别以上(包括 2 个级别);

有效:耳鸣程度降低 1 个级别;

无效:耳鸣程度无改变。

2)治疗结果

治疗后两组患者耳鸣程度临床疗效比较如表 3-21 所示。

表 3-21　两组患者耳鸣程度临床疗效比较

单位:例

组别	n	痊愈	显效	有效	无效	愈显率/%	总有效率/%
治疗组	30	7	11	8	4	60	86.7
对照组	30	3	6	14	7	30	76.7

注:经秩和检验,$P<0.05$。

由表 3-21 可见,两组患者耳鸣程度临床疗效比较,治疗组有效率为 86.7%,愈显率为 60%;对照组有效率为 76.7%,愈显率为 30%;差异具有统计学意义($P<0.05$)。

4. 讨论

神经性耳鸣的病因和影响因素复杂多样,其发病机制至今尚不明了。现代医学认为其与内耳微循环障碍、内耳供血供氧不足、神经传导通路病变等因素相关。目前,现代医学治疗主要以改善局部血液循环、营养神经、改善神经阻滞和抗焦虑等为主,取得了一定的疗效,但仍有药物不良反应发生。中医学治疗耳鸣耳聋,运用中药及针灸疗法,以经络辨证和脏腑辨证为主,近年来在临床上收到了满意的疗效。

中医学认为耳与人体脏腑经络均有密切的联系,正如《灵枢·口问篇》中云:"耳者,宗脉之所聚。"耳络通畅是耳发挥正常生理功能的前提。笔者经临床实践结合文献研究及经络理论总结,认为耳为手、足少阳经所辖,耳鸣取穴当以手、足少阳经穴为主。本研究中近部取穴听会透听宫、耳门,三者分别属于足少阳胆经、手太阳小肠经及手少阳三焦经,此为耳周三穴,气通耳内、启闭开聪,为治耳疾要穴;配合头部曲鬓透角孙以疏风清热,开窍益聪;完骨透翳风以祛风通络聪耳窍。其中曲鬓、完骨属足少阳胆经;角孙、翳风属手少阳三焦经,与循经远取的手少阳之中渚、液门,足少阳之侠溪、地五会相配,实证取迎随补泻之泻法(即中渚透刺液门,侠溪透地五会),合"蜻蜓点水针法"之泻法能迅速驱除少阳实邪;虚证取迎随补泻之补法(即液门透中渚,地五会透侠溪),合"蜻蜓点水针法"之补法,最大限度地调动机体自身功能,及时补充少阳经气之不足。以上诸穴,通达上下,远近同治。

本研究结果表明,运用透刺法合迎随补泻同时结合"蜻蜓点水针法"补泻治疗神经性耳鸣,疗效显著。其中透刺法的运用一经带多经、一穴带多穴,扩大了一针的治疗作用,增强了针感及刺激强度,加强了手足少阳同名经脉的整合与沟通,促进了经络气血的运行,更利于调节经脉气血虚实,疏导周身经气,使针感更易于扩散传导,促进局部血液循环,进而恢复耳部神经功能,减轻耳鸣症状。研究发现透穴针法可精简用穴,避免多穴多针,减少患者痛苦,尤其适用于畏针及小儿患者;其应用范围广,可用于各科疾病的治疗,特别是对某些病变范围大,病情顽固的病症,更显优势。本次研究结果及既往的文献报道均表明针灸治疗耳鸣的有效性,并再次提示针灸可能通过多途径、多靶点实现对外周、中枢的协调治疗作用,达到治疗目的。其中,"蜻蜓点水针法"是全国第一、二、四批名老中医药专家学术经验继承工作指导老师、南京中医药大学博士生导师——程子俊教授的祖传针刺手法之一,是程氏经过精研古代各式补泻手法,创立并逐步完善的一种独特的针刺补泻手法,临床运用已有一百余年历史。本法在操作中类似于震颤术,但幅度较之稍大,手法较之稍重,频率稍慢;又类似于雀啄术,手法较之轻柔,且频率稍快。其精髓是:将针刺的刺激量引入了补泻,即:操作手法幅度相对较小、频率较慢则刺激量相对较小者为补;反之为泻。临床应用本法治疗内、外、妇、儿等各科急慢性病证适于针灸者,效果亦佳。

本研究采用透刺法结合程氏"蜻蜓点水针法",并在透刺选穴中融入迎随补泻,选穴精准、手法独创、操作方便、相对安全、不良反应少,在临床治疗中通过促进局部血液循环,进而恢复耳部神经功能,有效地减轻了耳鸣患者的症状,疗效显著,具有重要价值,值得临床进一步研究和推广。

（二）展望

"蜻蜓点水针法"的精髓是将针刺的刺激量引入了补泻,即操作手法幅度相对较大、频率较快则刺激量相对较大为泻;反之为补。本法除治疗各种急慢性痛证疗效神速外,对内、外、妇、儿等各科适用于针灸治疗的病种疗效亦可。本法一般掌握较易,但要达到"精"却非易事。在临床实际操作中,程老还常根据具体病症,在其祖传的"蜻蜓点水术"基础上,同时融进古代的"捻转""迎随"及"呼吸"等补泻手法,从而使其临床疗效更上一层楼。

目前,对于"蜻蜓点水针法"的临床科学研究只限于在痛症的应用上,而此法在其他内、外、妇、儿科疾病治疗的临床研究还是空白,这需要我们在熟练掌握此法以达到"精通"的同时,不断通过科学研究来检验它,使之更好地更广泛地运用于临床,为患者服务,将江南程氏"蜻蜓点水针法"发扬光大。

第四节　"按时顺经针法"

一、"按时顺经针法"概述

"按时顺经针法"是程子俊教授在其父程培莲先生"值时针法"的基础上发展而来的,辨证、辨病、辨经、辨时相结合是程老几十年针灸临床工作的经验总结,也是程氏针灸学术思想的重要组成部分。程老认为,针灸疗效的优劣很大程度上取决辨证、辨病、辨经、辨时的准确性。它指导着针灸的选穴配方和手法操作乃至针灸治病的全过程。其中,辨时即辨别发病时间、就诊时间、病程的长短,以及该就诊时辰气血旺于何经,在临床中是至关重要的环节。《内经》中就有"人与天地相参也,与日月相应也","故阳气者,一日而主外,平旦人气生,日中而阳气隆,日西而阳气已虚,气门乃闭"等记载。程老结合多年临床实践经验及古代《易经》中记载的"天地之气周于一年,人身之气周于一日"等理论创立了"按时顺经针法"理论,用以指导临床中按时辰灵活配穴,在数十年的针灸临床中,严格按照辨证、辨病、辨经、辨时相结合的理论进行诊治,现将"按时顺经针法"简述如下。

二、理论基础

1. 人与天地相应

《易经·周天》曰:"天地之气周于一年,人身之气周于一日。人身阳气以子中自左足而上,循左股、左手指、左肩、左脑、横过右脑、右肩、右臂、手指、胁、足,则又子中矣。阴气以午中自右手心,通右臂、右肩、横过左肩、左臂、左胁、左足、外肾、右足、右胁,则又午中矣。"其含义为:人与天地相应,人体在生理状态下,经脉的脉气循行在上午均是由左下向左上循行至脑,再横过右脑向右上肢到右下肢止;下午由右上肢向左侧循行。正如《灵枢》所说:"如水之流,如日月之行不休。"人体气血就是这样,周而复始地流注,如果这种生理状态被破坏,气血运行发生障碍,便会发生疼痛等病症。若要消除疼痛病症,则必须使气血恢复正常的运行状态。

2. 灵龟八法与子午流注

子午流注是指经络气血的运行与时间相关的流注规律,"子午"的含义是时辰、阴阳和方位,"流注"指人体气血运行与自然界时间周期同步运行的关系。"子午流注法"是以井、荥、输、经、合等五输穴配合阴阳五行为基础,运用干支以计年计月计日计时,来推算经气流注盛衰、开合,按时取穴的一种治疗方法。除"子午流注"外，又有灵龟八法，也是按时取穴。

灵龟八法又名"奇经纳干支法""奇经纳卦法"，就是将奇经八脉纳于九宫八卦，八脉交会穴纳于干支代数而按时取穴的方法。奇经八脉与十二正经脉气相通的 8 个腧穴，称为八脉交会穴。灵龟八法所用穴位，分布在肢体的远端，取穴方便，针感性强，施针安全，治疗范围广，疗效好，因此为古代医家所乐用。金元时代窦汉卿不仅注重奇经八脉交会穴的应用，也很留意其配穴和主治证候，其著作《标幽赋》曰："阳跷阳维并督带，主肩背腰腿在表之病；阴跷阴维任冲脉，去心腹胁肋在里之疑。"明代徐凤师承窦汉卿，在奇经八脉交会穴的基础上结合古代哲学九宫八卦学说，逐渐演变为灵龟八法。"灵龟八法"之名是在徐凤所著《针灸大全》中才正式提出，作为一种针灸流派而流传至今。

3. 生物钟学说

近年来兴起的生物钟学说，运用崭新的思维模式和方法，对凡定时出现的生理、病理的节律性变化规律进行探究，通过大量的临床观察和实验研究，证明了人体的各种物质的代谢、分泌水平都有明显的生物时间特征。现代学者研究以为人体伴随着时间的流逝在生理上、病理上发生一系列节律性的变化，如体温、脉搏、血压以及血和尿中的各种成分等，均存在昼夜节律性规律。《内经》提出"夫病者，多以旦慧、昼安，夕加夜甚"。现代时间生物学证明，人体生命现象、生理活动都具有相对稳定的时间节律性，包括季节、昼夜等节律。有人称此为"生物钟"，反映出人与自然的密切联系。

三、临床应用

程老在这些基础理论启迪下，倡导和提出了"按时顺经针法",以时间为主要条件,利用经络的气血按时循经取穴,施以适当的补泻手法,来达到调和气血、消除疼痛的目的。本法在治疗功能性急性痛证方面有独到之处,临床应用屡获效验。

因急性痛症属实证,故应为"泻法"。这里的泻包括两个方面:

(1) 针刺手法为泻法。

(2) 据"迎而夺之",针刺的先后次序应与气血运行的方向相反。

总而言之,操作按上午及下午区分,无论疼痛在左侧或右侧,若应诊时间在上午,则针刺时需从右下肢穴位起始,再向上肢及患侧头面部顺经操作;若在下午,针刺时需从左下肢穴位起始,再向上肢及患侧头面部顺经操作。"按时顺经针法"去"子午流注法"之繁琐,取其按时取穴之精华,可以说这种针法是对"子午流注针法"的变通与简化。

四、验案举隅

1.三叉神经痛案例

王某,女,36岁,1991年3月6日上午初诊。

患者1周前无明显诱因,突发左侧面颊部持续性疼痛,阵发性加剧,痛如刀割,讲话、洗脸及漱口时均会诱发。查体:左侧面部污垢,颏孔及迎香穴处压痛,余(一),诊断为,面痛(三叉神经痛)。穴取右陷谷、三间、左下关、迎香。运用"按时顺经法"施针,先从右下肢陷谷穴起始,再针刺右上肢三间,然后针刺左下关、迎香。留针15min疼痛缓解,30min疼痛停止,遂出针,嘱其隔日针1次。经5次治疗,面痛已解,随访半年未作。

2.枕小神经痛案例

张某,男,45岁,汽车司机,1990年4月6日上午初诊。

患者于1周前,长途驾车后突然出现左侧头部疼痛,呈发作性刺痛。每次发作持续时间短暂,由数秒至数分钟,自发或因转动头颈部、触摸头颈部诱发。疼痛以风池穴处最重,并沿耳轮上方向前放散。似电流通过,剧烈时可致痛者哭叫。查体:左头颈部外观无畸形,风池穴处压痛明显,沿左耳轮上方头部皮肤感觉过敏,颈椎正、侧位片均未见异常。诊断为:少阳头痛(枕小神经痛)。穴取左风池、右外关、右足临泣。本病为实证,针用泻法,运用"按时顺经针法"先针右足临泣、外关,再针左风池。针后10min痛解,留针30min后出针。隔日来诊,其间偶有轻度发作,再按前法针之,5次后痊愈。

第五节 程氏"三才补泻法"

一、概述

江南程氏针灸流派第四代传人程子俊教授在研究了古代各式针刺补泻手法的基础上,将家传绝学凝练完善,独创了一套独特的针刺补泻手法——程氏"三才补泻法",使繁杂的针刺补泻手法变得简便易行。现对其进行简要介绍。

二、理论基础

中医学认为人体健康源自于阴阳平衡。《素问·生气通天论》云:"阴平阳秘,精神乃治。"疾病的发生,是由于阴阳失调所致,而阴阳失调的主要表现是虚与实。古人很早就已经认识到,一切疾病均有虚实之分。病有虚实,治就应有补泻,补泻是针灸治病的基本法则。《灵枢·根结》曰:"用针之要,在于知调阴与阳。"《针灸大成》载:"百病之生,皆有虚实,而补泻行焉。"

关于针刺补泻的手法,早在《内经》中就有较为详尽的记载。

1. 呼吸补泻

《素问·离合真邪论》云:"吸则内针,无令气忤,静以久留,无令邪布,吸则转针,以得气为度,候呼引针,呼尽乃去,大气皆出,故命曰泻。""帝曰:'不足者补之奈何?'岐伯曰:'必先扪而循之,切而散之,推而按之,弹而怒之,抓而下之,通而取之,外引其门,以闭其神。呼尽内针,静以久留,以气至为故,如待所贵,不知日暮,其气以至,适而自护,候吸引针,气不得出,各在其处,推阖其门,令神气存,大气留止,故命曰补'。"文中将呼吸补泻的具体操作描述得较为详尽。又如《素问·调经论》云:"泻实者气盛乃内针,针与气俱内,以开其门如利其户,针与气俱出,精气不伤,邪气乃下,外门不闭,以出其疾,摇大其道,如利其路,是谓大泻,必切而出,大气乃屈。""帝曰:补虚奈何?岐伯曰:持针勿置,以定其意,候呼内针,气出针入,针空四塞,精无从去,方实而疾出针,气入针出,热不得还,闭塞其门,邪气布散,精气乃得存。"清晰明了地论述了呼吸补泻的原因。

2. 徐疾补泻

《内经》中有多篇论述了徐疾补泻法。《灵枢·九针十二原》云:"徐而疾则实,疾而徐则虚。"《灵枢·小针解》云:"徐而疾则实者,言徐内而疾出也;疾而徐则虚者,言疾内而徐出也。"《素问·针解篇》云:"徐而疾则实者,徐出针而疾按之,疾而徐则虚者,疾出针而徐按之。"《灵枢·根结》诸篇中也有关于"徐疾"的记载:"黄帝曰:逆顺五体者,言人骨节之大小,肉之坚脆,皮之厚薄,血之清浊,气之滑涩,脉之长短,血之多少,经络之数,余已知之矣,此皆布衣匹夫之士也。夫王公大人,血食之君,身体柔脆,肌肉软弱,血气慓悍滑利,其刺之徐疾浅深多少,可得同之乎。岐伯答曰:膏粱菽藿之味,何可同也？气滑即出疾,其气涩则出迟,气悍则针小而入浅,气涩则针大而入深,深则欲留,浅则欲疾。以此观之,刺布衣者,深以留之,刺大人者,微以徐之,此皆因气慓悍滑利也。”

3. 开阖补泻

《灵枢·刺节真邪篇》曰:“凡刺热邪,越而苍,出游不归乃无病,为开通,辟门户,使邪得出,病乃已。”“凡刺寒邪,日以温,徐往徐来,致其神,门户已闭,气不分,虚实得调,其气存也。”

《素问·刺志论》中提到:“入实者,左手开针空也;入虚者,左手闭针空也。”

《素问·针解》云:“邪盛则虚之者,出针勿按。”“虚实之要,九针最妙者,为其各有所宜也。补泻之时者,与气开阖相合也。”

《素问·生气通天论》云:“阳气者,精则养神,柔则养筋。开阖不得,寒气从之,乃生大偻。”

4. 迎随补泻

《灵枢·九针十二原》云:“小针之要,易陈而难入,粗守形,上守神,神乎神,客在门,未睹其疾,恶知其原。刺之微,在速迟,粗守关,上守机,机之动,不离其空,空中之机,清静而微,其来不可逢,其往不可追。知机之道者,不可挂以发,不知机道,叩之不发,知其往来,要与之期,粗之暗乎,妙哉工独有之。往者为逆,来者为顺,明知逆顺,正行无问。逆而夺之,恶得无虚,追而济之,恶得无实,迎之随之,以意和之,针道毕矣。”此处讲的是医师可根据针下气的情况来判断患者的虚实情况,决定针法的补泻。《灵枢·小针解》云:“迎而夺之者,泻也;追而济之者,补也。”原文中明确指出了迎为泻法，随为补法。

《内经》对补泻手法作了较为详细的描述，以后历代医家在《内经》的基础上不断加以补充，到杨继洲的《针灸大成》，针刺手法作为针刺治疗的技术与方法，已发展成为有完整内容的体系。三才提插补泻手法渊源于《金针赋》，文中将人体各穴位从浅层到深层分别定为天、人、地三部。这种按穴位分层进行针刺的方法与古代的"三刺"大致相同。后代逐步发展为"三进一退""三退一进"等的补泻手法，即如针补法：进针分三次，或三部刺入应针之深度，得气后，一次退针；针泻法：进针时一次刺至应针之深度，而退针时分三部缓缓出针。又如明代医家楼英所言："盖补者针入腠理，得气后渐渐作三次推内，进至分寸，经所谓徐内疾出世所谓一退三飞（即'进'），热气荣荣者是也；泻者宜针入分寸，得气后渐渐作三次动伸，退出腠理，经所谓疾内徐出，世所谓一飞三退，冷气沉沉者是也。"由于不同流派，不同时代的补泻法名目繁多，且操作烦琐，尤其是复式手法，如烧山火、透天凉、阳中隐阴、阴中隐阳、子午捣臼、龙虎交战等，有的甚至故弄玄虚，巧取名目，使后学者不易掌握。

程老认为，针灸临床疗效的取得，除穴位配伍，最为关键的是针刺手法的运用。同样的穴位，不同的人进行操作，临床疗效就不同；还是同样的穴位，操作的补泻不同，其产生的效果也会不同。他认为针刺补泻，不出乎上下提插、左右捻转，或配合针刺方向，或配合患者呼吸，关键在于根据患者针感强弱，运针用力掌握轻重迟速而已。通过针刺手法来补正气，泄邪气，以达到调和阴阳，恢复正常的生理状态。

程老在师古而不泥古的基础上，研究了古代补泻手法，摸索出了一套简易而行之有效的补泻手法,即程氏"三才补泻法"。

三、临床操作手法

本法在操作时,首先将须操作的穴区分为天、人、地"三才",即上、中、下三部。若要行补法,针刺得气后,将针缓缓提至"天"部,根据患者耐受程度,施以提插捻转轻度刺激,而后将针留于"天"部;若要行泻法,针刺得气后,将针快速按至"地"部,根据患者耐受程度,施以提插捻转重度刺激,而后将针留于"地"部;若要行平补平泻法,针刺得气后,将针留于"人"部,根据患者耐受程度,施以提插捻转中度刺激,而后将针仍留于"人"部。

具体操作方法如下。

右手拇、食、中三指持针,在左手(押手)的配合下,快速将针刺入皮肤(即天部),然后将所刺穴位的皮下深度(欲刺深度)分成 2 等分(上一等分为人部,下一等分为地部)地行操作。

补法:当针刺入皮肤(天部)后,继续向下刺入人部,并在人部作小幅度提插、捻转(提插幅度在 0.5～1 分之间,捻转幅度小于 180°角,频率低于 80 次/min),无问其数,至局部产生酸、麻、胀、沉等针感后,将针刺入到地部,进行小幅度提插、捻转(操作同前),无问其数,待局部产生酸、麻、胀、沉等针感后,将针提至人部留针,待受针部位皮肤微现红晕,即行快速出针,同时,押手闭其针孔。多用于虚证、寒证或慢性病证。

泻法:针刺入皮肤,然后向下直刺入地部,在地部作较大幅度的提插、捻转(提插幅度在 2～5 分,捻转幅度大于 180°角,甚至可大于 360°角,频率 100～200 次/min),无问其数,待局部产生酸、麻、沉、胀等针感后,将针提至人部,进行提插、捻转(操作同前),当局部产生酸、麻、沉、胀等针感后,再将针插入地部留针,待受针部位的皮肤红晕消退后,即缓缓出针,不闭其针孔。多用于实证、热证或急性病证。

四、应用注意事项

"三才补泻法"须在"四诊"及"四辨"基础上明辨脏腑虚实、气血盛衰、经络畅痹及体质强弱后正确施行。但肌肉浅薄处之穴位一般仅施行平补平泻法,如面部穴位;而且该法要与所选穴位合理配合使用,如气海、关元一般不施行泻法。

"三才补泻法"操作简便,容易掌握,在临床中运用已有数十年,有独特而显著的疗效,可作为针灸医师在临床治疗时常用的一种针刺补泻手法。

第四章　程氏针灸之配方选穴

第一节　程子俊针灸临证选方配穴经验撷要

江苏省名老中医程子俊主任中医师是南京中医药大学兼职教授，全国第一、二、四批名老中医药专家学术经验继承工作指导老师。程老从事针灸临床及教学七十余年，有着极其深厚的中医针灸理论和丰富的临床经验，取穴少而精，重视特定穴，尤其是八脉交会穴在临床上的运用。笔者跟随程子俊教授拜师学习获益匪浅。现将程老临诊选穴经验介绍如下，冀启后学。

一、临床取穴少而精

针灸治病是通过针刺或艾灸等方法对人体的腧穴（单个或一组腧穴）进行一定的刺激来完成的，所以，腧穴的选用与疗效密切相关。程老在长期的临床实践中，深悉针灸治疗的规律，认为针灸治疗取效与否、疗效好坏，并不是决定于取穴的多少，关键在于处方配穴是否恰当，强调取穴少而精，他认为："善用兵者，兵不在多而在精；善用针者，穴不在多，而在精。如果处方选穴过多，则将造成经气逆乱，从而影响针刺的疗效。"因为针灸治病是通过针

107

刺或艾灸人体的一定腧穴,以激发经脉之气,调动人体的正气,抗御疾病,祛邪外出,达到邪去正复,疾病乃愈。若取穴过多,则极易耗散人体正气而无力祛邪外出,病必难愈或不愈。另外,因经脉之间及腧穴之间存在五行生克关系,临床中"同经子母补泻"和"异经子母补泻"就是利用这一关系而产生的一种补泻方法。若过多或乱取穴位,子母补泻必将逆乱,以致当补反泻,当泻反补,则病焉能愈。如肝实证泻行间,虚证补曲泉,此即本经子母补泻。因肝经属木,行间为荥火,乃木之子,实则泻其子;曲泉为合水,乃木之母,是虚则补其母。又如肝实证也可泻心经荥穴少府,肝虚证也可补肾经合穴阴谷,是异经子母补泻。因肝(木)经的母经为肾(水)经,其合穴阴谷为木之母,虚则补其母。如果不问肝实与虚,只要肝病就取行间、少府、曲泉、阴谷等穴,甚至取更多穴位,其结果必不理想。再者,针刺需刺入肌肤,对机体毕竟是一种创伤,虽然极小,但每针刺一个穴位都会引起疼痛,使患者不适,影响后续治疗,尤其是对于初针患者、儿童及惧针者,常需"鼓足勇气"来接受针灸,更有许多患者是在四处投医无效,万不得已的情况下,才来接受针灸治疗的。如果医者的取穴过多,患者就会因恐惧而不再接受针灸,这无疑是将患者拒之门外。临床上还有许多针灸疗效较好的病证,也常常因为医师过多地取穴,加上患者对疼痛的惧怕,久而久之使就医者寥寥。所以,就患者来说,也希望医师取穴能少而精。临床上因取穴过多而造成不良后果的例子不胜枚举,如面瘫患者医师过多、过滥地取用了面部穴位,是患者出现面肌痉挛及口眼联动症等面瘫后遗症的最直接和主要的原因;再如急性腰扭伤早期只注重局部的针刺(尤其是重刺激)后,患者常会在针刺的第二、三天后疼痛加剧,活动不能。程老认为这和医师早期过多过滥取用了面部穴位有直接的关系，所以"取穴少而精"必须引起广大临床针灸医师的重视。

程老选穴配方一般不超过 5 穴，其特点是擅用肘膝关节以下的特定穴，通过辨证、辨病和辨经相结合而精选用穴。从下面列举的取穴经验中，不难发现其取穴少而精的精髓。

如：偏头痛取足临泣、外关、中渚；肋软骨炎选内关、公孙；习惯性便秘取支沟、下巨虚、天枢；荨麻疹取风池、曲池、血海；呃逆取足三里、外关、人中；耳鸣、耳聋取侠溪、中渚、听会；失眠取神门、少府、太溪；痛经取三阴交、太冲；胃脘痛取足三里、内关、公孙；胆囊炎取阳陵泉、丘墟、三阳络；慢性腹泻取神阙、足三里；腓肠肌痉挛取承山、阳陵泉等。

二、娴于简取特定穴，尤善活用八脉交会穴

八脉交会穴又称为"流注八穴""交经八穴"，是指奇经八脉与十二正经相通的 8 个腧穴，是金元时著名针灸家窦汉卿所创，又称"窦氏八穴"。是指奇经八脉与十二正经脉气相交通的 8 个腧穴，均分布于肘膝关节以下的部位。八穴包括公孙、内关、外关、足临泣、照海、列缺、申脉、后溪。脉是指奇经八脉，即任、督、冲、带、阴维、阳维、阴跷、阳跷。这八脉与十二正经相交会的 8 个特定腧穴即称为八脉交会穴。它是按照日时干支进行配穴运用的，其临床疗效卓越，但因其需要通过推算，以确定开穴，故临床实际运用时较为烦琐，使一般针灸医师较难掌握。为此，程老结合几十年的临床经验，概括总结出了一种灵活简便且不受日时规律约束的八脉交会穴选穴、配穴法。这 8 个穴位均对称地分布在腕、踝关节附近，手足各 4 穴，且又分属于手足的二阴二阳经，可用来治疗全身性疾病，尤其适用十二正经不能治疗的病证，即奇经八脉病证。《医学入门》说:"周身三百六十穴统于手足六十六穴,六十六穴又统于八穴。"充分说明了这 8 个穴位的精义所在。灵活掌握这 8 个穴位的应用,能大大提高针灸临床疗效。

因奇经八脉与十二正经的八穴相通,脾经公孙与冲脉相交通,心包经内关与阴维脉相交通,二者同会于心、胃、胸部位;小肠经后溪与督脉相交通,膀胱经申脉与阳跷脉相交通,二者同会于目内眦、肩胛部位;胆经足临泣与带脉相交通,三焦经外关与阳维脉相交通,共同会合于目外眦、肩部;肺经列缺与任脉相交通,肾经照海与阴跷脉相交通,共同会合于咽喉、肺、胸膈部位。在这八穴中,只有申脉、照海分别是足太阳膀胱经与阳跷及足少阴肾经与阴跷直接交经汇聚之处,余六穴均未直接在所在穴处与奇经交会,只是通过所属经脉与奇经在躯干等部位相交而通会于其穴,因而是经交而穴通。

1. 足临泣通带脉

《灵枢·经脉》云:"胆足少阳之脉……循胁里……循胸过季胁。"《十四经发挥》云:"过季胁,循带脉、五枢、维道。"《难经·二十八难》载:"带脉者,起于季胁,回身一周。"参阅古籍可见,足临泣通过足少阳胆经在季胁及带脉、五枢、维道穴处与带脉相互交通。

2. 内关通阴维脉

如《灵枢·经脉》云:"心主手厥阴心包络之脉,起于胸中……下膈……下臂,行两筋之间。"《十四经发挥》载:"循郄门、间使、内关……"《奇经八脉考》曰:"阴维起于诸阴之交……上胸膈……"从上可知,内关通过手厥阴心包经在胸膈部与阴维脉互相交通。

3. 公孙通冲脉

《灵枢·经脉》曰:"脾足太阴之脉,起于大趾之端,循趾内侧白肉际……入腹。"《灵枢·逆顺肥瘦》曰:"冲脉者……并于少阴之经,渗三阴,下循跗入大趾间。"《素问·举痛论》曰:"冲脉起于关元,随腹直上。"《难经·二十八难》载:"冲脉者……至胸中而散也。"元代滑伯仁《十四经发挥》曰:"……历公孙……入腹经冲门、府舍,会中极、关元……上膈,注于膻中。"从上可知,公孙通过足太阴脾经在腹部关元、大趾和胸中等处与冲脉相交通。

4. 后溪通督脉

《灵枢·经脉》曰:"小肠手太阳之脉,起于小指之端,循手外侧……交肩上。"又如《十四经发挥》所载:"循手外侧之前谷、后溪……乃上会大椎,因左右相交于两肩之上。"《奇经八脉考》亦云:"督乃阳脉之海。其脉起于肾下胞中……并脊里上行。历腰俞……陶道、大椎,与手足三阳会合。"据此而知,后溪通过手太阳小肠经在大椎穴处与督脉相交通。

5. 照海通阴跷脉

《灵枢·经脉》曰:"肾足少阴之脉……循内踝之后,别入跟中……循喉咙。"《难经·二十八难》云:"阴跷脉者亦起于跟中,循内踝,上行至咽喉。"又如《奇经八脉考》所载:"阴跷者,足少阴之别脉,其脉起于跟中……同足少阴循内踝、下照海穴……至喉咙。"由上可知,足少阴肾经之照海穴与阴跷脉直接相交,且照海又通过足少阴肾经在喉咙处与阴跷脉相交通。

6. 外关通阳维脉

《灵枢·经脉》曰:"三焦手少阳之脉……循臑外上肩。"元代滑寿曾注:"上肩循臑会……天髎……肩井。"《针灸甲乙经》:"天髎为手少阳、阳维之会。"《奇经八脉考》:"阳维(起于诸阳之会)……过肩前,与手少阳会于臑会、天髎。"由此足见,外关通过手少阳三焦经在肩臂部臑会、天髎处与阳维脉相交通。

7. 申脉通阳跷脉

《针灸甲乙经》云"申脉为阳跷脉所生也"到《十四经发挥》中载"阳跷脉者……本太阳之别……生于申脉",可知,足太阳膀胱经之申脉与阳跷脉直接相交。

8. 列缺通任脉

《灵枢·经别》载:"手太阴之正,别入渊腋少阴之前……上出缺盆,循喉咙。"《灵枢·经脉》曰:"肺手太阴之脉,起于中焦,下络大肠,还循胃口……其支者,从腕后(列缺)直出……"《奇经八脉考》曰:"任为阴脉之海。其脉起于中极之下,少腹之内……同足厥阴、太阴、少阴,并行腹里,循关元……会足太阴于下脘,历建里,会手太阳、少阳、足阳明于中脘……上喉咙……"由此可知,列缺通过手太阴肺经在腹部中焦胃脘与任脉相互交通,又通过手太阴经别在喉咙处与任脉相交通。

通过翻阅大量典籍,并结合临床经验,程老认为,如单独使用八脉交会穴亦可用于治疗本经病证和各自相通奇经的病证。如后溪通督脉,后溪为手太阳经输穴,故后溪能治疗头项强痛、目赤、耳聋、背脊痛、肩臂外侧后缘痛等手太阳小肠经的病证;又能治疗腰脊强痛、癫痫、盗汗、癃闭、遗尿、痔疾等督脉病证。公孙通冲脉,公孙为足太阴脾经络穴,故公孙既能治疗大便溏泄、小便不利、腹胀肠鸣、胃脘痛、舌根部痛及心胸疼痛、下肢内侧肿痛、足大趾活动不利等足太阴脾经及所络足阳明胃经病证,又能治疗月经失调、不孕、崩漏等冲脉病证。再如申脉通阳跷脉,申脉为足太阳膀胱经穴,故申脉能治疗头痛、眩晕、癫、狂、痫、腰腿痛等足太阳膀胱经病证,又能治疗目及目内眦痛、失眠及行走不利等阳跷脉的病证。其他如内关通阴维、外关通阳维、列缺通任脉、足临泣通带脉，照海通阴跷。单独选用也均有此种功效。

八脉交会穴的配对应用是程老活用八脉交会穴的重点，他认为八穴中二穴间上下配合应用，可明显提高临床疗效，扩大治疗范围。具体配伍治疗如下。

1) 公孙配内关

脾经公孙（通冲脉）和心包经内关（通阴维），通过足太阴脾经、手厥阴心包经、冲脉和阴维脉在心、胸、胃处相会合。其联络途径分别为：①会于心。考《灵枢·经脉》云："脾足太阴之脉……注心中……心主手厥阴心包络之脉，起于胸中，出属心包络。"②会于胸。正如《素问·骨空论》所载："冲脉者……夹脐上行，至胸中而散。"《奇经八脉考》亦云："阴维……其脉发于足少阴筑宾穴……上行入小腹……循胁肋……上胸膈。"③会于脾胃。《灵枢·经脉》云："脾足太阴之脉……属脾络胃……心主手厥阴心包络之脉……下膈，历络三焦。"又有滑伯仁注："历络于三焦之上脘、中脘。"《十四经发挥》亦云："冲脉者……其在腹也，行于幽门、通谷。""阴维……与足太阴会于腹哀。"程老认为，其配伍可用于治疗心、胸、脾胃、腹部及妇科等病症，对心痛、心悸、胸闷、胁痛、呃逆、胃痛、呕吐、消化不良、月经不调、痛经等有特效。如呃逆，可泻公孙，补内关。

2) 后溪配申脉

小肠经后溪（通督脉）和膀胱经申脉（通阳跷脉），通过足太阳经、手太阳经、阳跷及督脉在目内眦、肩胛相交会。其联络途径分别为：①会于目内眦。《素问·骨空论》载："督脉者…与太阳起于目内眦。"《奇经八脉考》载："阳跷者……至目内眦与手足太阳、足阳明、阴跷五脉会于睛明穴。"②会于肩胛。如《灵枢·经脉》所载:"膀胱足太阳之脉……其支者,从膊内左右,别下贯胛……小肠手太阳之脉……出肩解,绕肩胛。"

程老常用其配伍治疗头面颈项、目内眦、耳、肩部,以及肢体活动困难和精神、神志等方面疾病。程老多年临床发现其配伍应用对目赤痛、视力减退、颈项强痛、落枕、肩周炎、中风不遂、耳鸣耳聋,癫、狂、痫症等病症有特效,如颈项痛,可泻后溪,补申脉。

3)足临泣配外关

胆经足临泣(通带脉)和三焦经外关(通阳维),通过足少阳胆经和手少阳三焦经在目外眦及肩相会合。其具体途径分别为:①会于目外眦。如《灵枢·经脉》云:"胆足少阳之脉,起于目锐眦……三焦手少阳之脉……至目锐眦。"②会于肩。如《灵枢·经脉》载:"胆足少阳之脉……循颈行手少阳之前,至肩上……三焦手少阳之脉……上贯肘,循臑外上肩。"

程老常将其配伍应用治疗目锐眦、耳后、颊、颈、肩部等病症,并认为其对偏头痛、耳鸣、耳聋、目赤肿痛、胁肋痛、白带、月经不调等病证有特效,如偏头痛,可泻足临泣,补外关。

4)列缺配照海

肺经列缺(通任脉)和肾经照海(通阴跷),主要通过足少阴、手太阴、任脉及阴跷在胸膈、肺、喉咙处相会合。其具体途径分别为:①会于胸膈。《灵枢·脉度》载:"跷(阴)脉者,少阴之别……上循胸里入缺盆。"《灵枢·经脉》:"肺手太阴之脉……上膈肾足少阴之脉……从肾上贯肝膈。"②会于肺。如《灵枢·经脉》云:"肺手太阴之脉……属肺……肾足少阴之脉……入肺中。"③会于喉咙。《灵枢·经脉》:"肾足少阴之脉……循喉咙。"《灵枢·经别》："手太阴之正……上出缺盆,循喉咙。"《素问·骨空论》："任脉者……循腹里……至咽喉。"《灵枢·脉度》："跷(阴)脉者,少阴之别……上出人迎之前。"

程老将其配伍应用治肺部、咽喉、胸膈等病症,对咳嗽、胸痛、哮喘、咽喉疼痛、言语不利、围绝经期综合征、月经不调、小便不利等病证有特效。如梅核气,可泻列缺,补照海。

以上 4 组配穴法是程老临床常用的八脉交会穴配穴法。在此基础上,程老根据数十年的临床经验,又总结出另外 4 组八脉交会穴上下配穴法。

1）列缺配公孙

调冲任,是治疗妇科方面疾病的特效配穴,如月经不调、痛经、闭经、滞产等。列缺通任脉,任脉起于胞中,任有"妊"之义,任脉交会列缺,故列缺能兼治妇科疾病,《素问·骨空论》关于任脉的病证论述有:"任脉为病.男子内结七疝,女于带下瘕聚。"冲脉主胞宫,孕子育胎,滋肾之精气以得养,故通冲脉之公孙能治妇科疾病。关于公孙治妇科病在《奇经八脉考》中可得:"冲为经脉之海,又曰血海,其脉与任脉皆起于少腹之内胞中。"针刺时当补列缺,泻公孙。

2）内关配照海

疏调阴维、阴跷脉,对治疗神经官能症、自主神经功能紊乱、胸闷、心悸、呃逆、癫、狂、痫及咽喉肿痛等疗效显著。《难经·二十九难》云:"阴维为病苦心痛。"手厥阴心包经别络之病候与阴维脉之病候描述中均有心痛,故取内关。照海为治疗喉塞、梅核气等疾病的常用穴。针刺时宜补内关,泻照海。

3）外关配申脉

治疗阳维、阳跷脉失调的病证，用于治疗体表感觉异常及肢体功能障碍。如四肢躯干麻木、蚁走、酸冷等感觉异常，中风半身不遂，肢体肿痛等，以及耳鸣、耳聋、头项颈肩疼痛等病证。膀胱经申脉通阳跷，主治筋病，《灵枢·经筋》云："足太阳之筋，起于足小趾，上结于踝，斜上结于膝，其下循足外侧，结于踵，上循跟，结于腘；其别者……与腘中并上结于臀，上挟脊上项，其支者，别入结于舌本；其直者，结于枕骨，上头下颜，结于鼻；……其支者，从腋后外廉，结于肩髃；其支者，入腋下，上出缺盆，上结于完骨；其支者，出缺盆……"故凡为瘛为弛为反张戴眼之类疾病，皆足太阳之水亏，筋失濡养，申脉主治之。针刺时常补外关、泻申脉。

4）后溪配足临泣

是治疗偏头痛、颈项强痛、耳聋、耳鸣、目赤肿痛、疟疾、胁肋痛等病证的特效经验配穴。后溪是手太阳小肠经穴，通督脉。督脉循行：与太阳起于目内眦，上额交巅，上入络脑，还出别下项。手太阳小肠经循行：其支者，从缺盆循颈上颊，至目锐眦，却入耳中。其支者，别颊上抵鼻，至目内眦，斜络于颧。"经脉所至，主治所在"，因此，后溪能主治头、面、颈、项及脑部病证；又因后溪穴是输穴，正如《难经·六十八难》所云："输主体重节痛。"故后溪能治体重节痛。足少阳胆经主骨所生病者，可治诸节皆痛，故取足临泣主治骨病。针刺时常泻后溪，补足临泣。

程老作为当代针灸界一代名师，精通中医古典医籍，注重临床实效，配伍选穴强调局部与整体相结合，取穴少而精；师古创新，擅用、活用八脉交会穴，为当代针灸临床疗效的不断提高做出了应有的贡献。

第二节　浅谈临床配穴处方

配穴、处方是指在分析病因病机,明辨证候分型,确立治疗大法的基础上选取适当腧穴和刺灸方法、补泻措施,是针灸治疗的关键所在。程老认为,腧穴的选取是否恰当,处方的组成是否合理,直接关系到治疗效果的好坏。

临床中,程老将配穴处方分为选穴、配穴、处方3个步骤。

一、选穴

程老认为,选穴是配穴的基础、前提和先决条件。程老在临床中强调运用按部位选穴、按经脉选穴、辨证选穴以及经验选穴的选穴方法,现分述如下。

（一）按部位选穴

1. 局部选穴

局部选穴指当人体某一局部发生病变时,就可以在病变的部位进行选穴治疗。例如,临床中肘痛者取曲池,鼻病者取迎香,胃痛者取中脘。

2. 邻近选穴

邻近选穴是指在病变部位的邻近处选穴的一种选穴方法。例如,临床中膝痛者取足三里、阳陵泉,腰痛者取志室。

3. 远端选穴

远端选穴又称"循经选穴",是指在距离病痛部位较远处选穴的一种选穴方法。例如,临床中胃痛者取足三里、内关,腰痛者取委中、昆仑,胁痛者选阳陵泉。

（二）按经脉选穴

1. 本经选穴

本经选穴是指当诊断病变属于何脏何经之后，即可选取该经中有关穴位进行治疗的一种选穴方法。例如，肺病者可选用手太阴肺经之太渊、列缺、尺泽，脾病者可选用足太阴脾经之三阴交、公孙。

2. 表里经选穴

表里经选穴即某一脏腑经脉有病，可同时选用其相表里经之腧穴进行治疗的一种选穴方法。如，胃经病变，可选用足阳明胃经之足三里和与之相表里的足太阴脾经之公孙穴。

3. 同名经选穴

同名经选穴是指同时选用手足同名的两条经脉的腧穴进行治疗的一种选穴方法。如，前额头痛选用手阳明经的合谷和足阳明经的内庭来治疗。

4. 子母经选穴

子母经选穴根据"虚则补其母，实则泻其子"的治疗法则进行选穴。如，肾阴不足而致肝阳上亢，可选足少阴肾经的母穴复溜和母经的母穴经渠补法治疗（金生水）。可取足厥阴肝经的子穴行间和子经的子穴少商进行泻法治疗（木生火）。

5. 交会穴选穴

交会穴选穴是指当某一病变部位处有几条经脉相交会，可选取交会经腧穴进行治疗的一种选穴方法。如，下腹部关元穴处是任脉与足三阴经的交会穴，如果腹痛可以选用足三阴经的交会穴三阴交进行治疗。

（三）辨证选穴

辨证选穴是以脏腑作为病位，结合病因病机，明确证型，并在此基础上进行选穴的一种治疗方法，常结合八纲辨证、脏腑辨证来进行选穴治疗。如肝郁证疏肝可取太冲；风寒束肺宜宣肺散寒，可取列缺、风池等。

（四）经验选穴

某些穴位历经临床实践证明，具有主治某些病证的特殊作用，并以此作为选穴的依据，称为"经验选穴"。如"四总穴歌"中指出"肚腹三里留，腰背委中求，头项寻列缺，面口合谷收"。关于程氏家传经验选穴处方在本章第四、五节中有详细介绍，此处不再赘述。

二、配穴

在选穴的基础上，程老将两个或两个以上具有协同治疗作用的腧穴配伍应用，虽说在形式上与选穴的方法大致相同，但在具体的配穴方法上其种类更多，现简述如下。

（一）按部位配穴

1. 局部配穴法

局部配穴法是指在病痛的局部配穴。如肩关节痛取肩髃与肩髎相配。

2. 邻近配穴法

邻近配穴法是指在病痛的邻近选穴相配。如膝痛可选用阳陵泉配阴陵泉治疗，正如《玉龙歌》中所载"阳陵、阴陵，除膝肿之难熬"。

3. 远部配穴法

远部配穴法是指与病痛部位距离较远处的腧穴相配而言，如齿痛取合谷与内庭配合治疗。

4. 三部配穴法

三部配穴法即局部、邻近、远部三部腧穴相结合的一种配穴方法,又称"天地人"三才配穴法。如胃痛局部选中脘,邻近选梁丘,远部选足三里;脱肛天部取百会,地部取承山,人部取长强。

5.上下配穴法

上指上肢与腰部以上;下指下肢与腰部以下,上下配穴法泛指人身上部腧穴与下部腧穴配合成方的应用方法。

6.前后配穴法

前后配穴法又名"腹背阴阳配穴法",前指胸腹为阴,后指脊背为阳,本法是以前后部位所在的腧穴配伍成处方的方法。如胃腹痛前取中脘、下脘,后取胃俞、脊中;也可前取中脘,后取胃俞,故称俞募配穴法。

7.左右配穴法

左右配穴法是根据外邪侵犯的经络部位不同,以经络循经交叉为特点的取穴方法。是在内经中提出的"缪刺""巨刺"原则下配穴成方的一种方法。它既可左右穴同取,也可左病取右,右病取左,既可取经穴,也可取络穴。如胃痛可选用双侧足三里,面瘫可选用双侧合谷。

(二)按经脉配穴

1.本经配穴

本经配穴是指某一脏腑经脉发生病变时,即选某一脏腑、经脉的腧穴配成处方的方法。如肺病咳嗽可取本经募穴中府,也可取本经尺泽、太渊相配。

2.表里经配穴

表里经配穴是以脏腑、经络、阴阳、表里的配合关系,作为配穴依据,即某一脏腑、经络有病,可取其表里经腧穴组成处方。如,肺与大肠相表里,出现咳嗽、胸痛、头痛、发热,可取合谷与列缺相配。胁肋痛可取肝经与胆经的太冲与阳陵泉相配治疗。如阴经病变，可同时取其相表里的阳经腧穴。

3.同名经配穴

同名经配穴是指手足同名经脉的腧穴相互配合使用的一种方法。如，偏头痛可取手少阳经与足少阳经的腧穴相配，中渚配足临泣等。

三、处方

程老认为处方的组成，不仅只是腧穴的配伍，而且是选穴、配穴、针灸方法、补泻措施的综合运用。在针灸处方中，腧穴有主有次，治法有针有灸，手法有补有泻，刺激量有大有小，在每个腧穴之下都应标明是取一侧还是两侧，是用针法还是灸法，是施补法还是泻法，如用灸法，还应注明是艾条灸还是艾炷灸，还是温针灸，是直接灸还是间接灸，凡此诸穴都应在处方中有所体现。

第三节 程氏祖传"环中穴"与"前悬钟穴"

一、程氏祖传"环中穴"

程氏"环中穴"是程氏祖传特效经验穴之一，属经外奇穴，查考古代针灸医籍均无记载。业师程子俊教授在临床中常用及此穴，并告之是其家父（程氏针灸第三代传人）程培莲先生早在20世纪30年代初，通过长期临床实践，发现的一个治疗下肢疾患的特效穴位，因其疗效卓越而广泛流传。之后，"环中穴"直到《中国针灸学》才有了记载，编入经外奇穴中。

在《针灸学》第七版教材中，"环中穴"归属于下肢常用奇穴。其定位在臀部，环跳穴与腰俞穴连线的中点。局部解剖层次为：

在臀大肌、股方肌中,穴区浅层有臀上皮神经分布;深层有坐骨神经干和股后皮神经干经过,并有臀下神经、坐骨神经肌支和臀下动脉分布。主治坐骨神经痛、腰痛、腿痛。操作时可直刺2～3寸。其与程氏祖传之"环中穴",无论在定位、取穴上,还是在针刺操作上,都有很大的差别。且程氏祖传"环中穴"较上述教材中之环中穴易取、易定、易得气。

程老在临床过程中,将此穴反复讲解,并认真示范操作,且每用于临床效果甚佳,现将其整理介绍如下。

1. 定位取穴

(1) 体位。患者取健侧卧位,健侧下肢伸直在下,患侧下肢屈曲在上,膝关节屈曲呈90°角,并将其足背和内踝搁置于健侧下肢的膝关节下方。特殊情况(如刺双侧之"环中穴"等)也可俯卧位取之。

(2) 取穴。定位在股骨大转子最高点、骶管裂孔正中、髂后上嵴三点连成一个三角形,此三角形的中心点凹陷处——"环中穴"即由此而得名(见图4-1)。

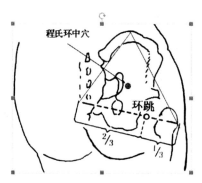

图 4 - 1 程氏环中穴位置示意

2. 操作要领

穴位常规消毒后,取 28～30 号毫针,用挟持进针法快速进针。破皮后,将针垂直刺入 2～3 寸深度时,得气后行"蜻蜓点水针法"进行手法操作,使施术者指端产生得气感,针感向患者肢端放散,传达足跟、足底或足趾,并使之维持 1～3min,留针时应将针退出 2～3 分,留针 20～30min。急性期每日针治 1 次,缓解期隔日针治1次。施用灸法者可于得气后,于针尾加艾灸 3 壮(艾绒做成枣核大小为 1 壮)。

注意:取用本穴进行针刺操作时,刺入不宜过深,一般 2.5 寸左右即可,刺激量不宜过强,提插幅度严禁过大。当出现酸、胀、麻感放射至患者足底、足跟或足趾即可,(有娴熟的针刺技术和足够的把握时可适当保持针感 1～3min)留针时应将针退出 2～3分。否则易造成医源性神经损伤,慎之。

3. 适用范围

从程氏祖传"环中穴"的位置来看,它位于臀尻部,正好处于足太阳经脉、督脉、足太阳经别、足太阳经筋和足少阳经筋的分布范围内,并与它们有着密切的关系。《灵枢》中具体记载了此处经脉的分布情况:足太阳经"贯臀",督脉"别绕臀",足太阳经别"下尻五寸,别入于肛",足太阳之筋"上结于臀",足少阳之筋"后结于尻"。所以本穴位具有疏通督脉、足太阳及足少阳经脉经气之功能。

此外,从本穴解剖部位来看,其深部有坐骨神经走行。坐骨神经位于臀大肌前面,其作为人身体中最大的神经,上端起自 L4、L5 和 S1～3 的神经根,向下穿行通过小结节后到达股骨的后内侧。在大腿的中段,该神经发出分支到达大腿后群肌和大收肌。其在腘窝上界分出纤维组成胫神经和腓总神经。胫神经下行支配下肢远端,腓总神经向外侧穿行支配部分膝关节,通过外侧皮神经支,发出感觉神经纤维到达小腿上部的背面和外侧面。由此可得,针刺此穴可直接刺激坐骨神经,通过神经通路传导,间接刺激坐骨神经上行腰部神经根及下行的下肢分支神经胫及腓总神经等,进而调节腰背部及下肢分支神经的功能。

临床运用中,程氏"环中穴"对腰椎间盘脱出、椎管狭窄等引起的腰部神经根性病变有特效,能快速缓解患者的腰背部、臀部及下肢麻木疼痛等症状;对中风后遗症之下肢不遂、截瘫、臀上皮神经炎、小儿麻痹症、腰骶、髋关节病变以及闭经、子宫下垂、盆腔炎、附件炎、小儿遗尿、尿潴留、前列腺炎、阳痿、遗精等妇科、泌尿、生殖等系统疾病也均有较好的疗效。

4. 典型病例

患者宋某,女,35 岁,教师。初诊时间:2001 年 2 月 9 日。

主诉:腰部、左臀部伴大腿后缘疼痛,活动不利 1 月余。

病史及体格检查:患者自诉 1 月前闪腰后开始出现腰部、左臀部伴大腿后缘疼痛麻木,活动不利,经某医院疼痛科检查,MRI 检查示:L4~5、L5~S1 椎间盘脱出。诊断为"腰椎间盘脱出、坐骨神经痛",给予理疗、非类固醇消炎药、局麻药等治疗,症状略缓解。后因腰部受凉,出现腰部、左臀部疼痛剧烈,沿大腿放射至腘窝,行走困难。遂来我处求诊,刻下:患者腰部、左臀部疼痛麻木,沿大腿放射至腘窝,小腿放射至足 指,伴小腿外侧麻木,活动不利。查体:L4、L5 椎旁压痛明显,左臀部、腘窝及小腿外侧均有压痛,左直腿抬高试验(+),挺腹试验(-),膝反射试验(+),舌淡苔薄白,脉弦紧。

诊治经过：辨证属气滞血瘀，复感外邪，邪客经络，经脉瘀阻，不通则痛。中医学诊断：痹症（气滞血瘀）；现代医学诊断：腰椎间盘突出、坐骨神经痛。治则：祛邪通痹，和络止痛。取穴：以"环中穴"为主，辅以阳陵泉、委中、跗阳、束骨。"环中穴"用"蜻蜓点水术"并加灸三壮，余用泻法。留针 30min，出针后，患者感觉疼痛明显减轻。后针刺 4 次，活动自如，疼痛消失而愈，恢复工作。

二、程氏祖传"前悬钟穴"

关于对悬钟穴的认识，古今争议颇多，有人认为悬钟穴在外踝上 3 寸，腓骨前缘。如上海中医学院《针灸学·腧穴学（二）》及朱链著《新针灸学》皆持此种观点；另一种说法认为悬钟在外踝上3 寸，腓骨后缘，沿其说法的有《中国针灸学概要》《针灸经穴概要》等。而高等中医院校教材《针灸学》的不同版本中即有不同的说法，第一版认为悬钟在腓骨后缘，第二版至第六版均认为其在腓骨前缘。

《针灸甲乙经》中记载："悬钟，在足外踝上 3 寸动者脉中，足三阳络，按之阳明脉绝乃取之。""动者脉中"，指腓骨前的胫前动脉，以手重按此处，则足背动脉（足三阳之大络）停止跳动。只有外踝上 3 寸，腓骨前缘凹陷处有这个特点。

《针灸学》第七版教材中讲到的悬钟（又名绝骨），属八会穴之髓会，其定位在外踝高点上 3 寸，腓骨前缘（见图 4 - 2，图 4 - 3）。其局部腧穴解剖为：在腓骨短肌与趾长伸肌分歧处；有胫前动、静脉分支；布有腓浅神经。主治包括：①痴呆，中风，半身不遂；②颈项强痛，胸胁满痛，下肢痿痹。操作时直刺 0.5～0.8 寸。

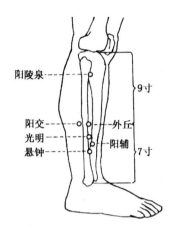

图 4 - 2 《针灸学》第七版教材之悬钟穴准确定位

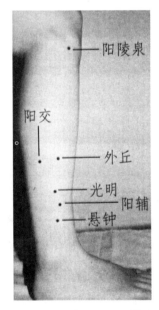

图 4 - 3 《针灸学》第七版教材之悬钟穴穴位位置图

程氏"前悬钟穴"是程氏祖传的另一个经验要穴,是程子俊教授的父亲程培莲先生经五十余年的针灸临床观察,结合《内经》中"治痿独取阳明"的观点而独创,与现代悬钟穴不同,在临床运用中有其独特疗效,现整理介绍如下(见图4-4)。

1. 定位取穴

该穴定位于足阳明胃经,足三里与解溪穴的连线上,解溪穴上3寸。因其与足少阳胆经的悬钟穴在同一水平位上,并位于悬钟穴的前方,故名"前悬钟穴"。

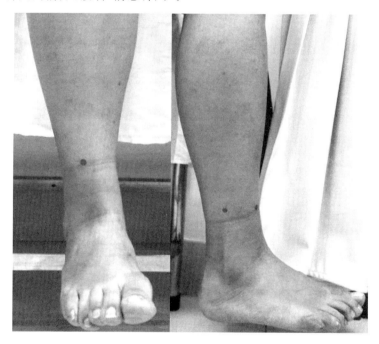

图4-4　程氏前悬钟穴

2. 操作要领

直刺1~2寸,使针感向足背放射。施用灸法时加灸3壮(艾绒做成枣核大小为 1 壮）。

亦可向悬钟穴方向透刺，用治腓总神经麻痹或损伤、足背、足趾疼痛、麻木或无力等症，效果更佳。

3.适用范围

该穴的浅层属足阳明胃经，足阳明胃经属脾络胃，是饮食汇聚化生气血之处，能滋润营养宗筋；该穴深层可达足少阳胆经的髓会悬钟穴，透刺此穴具有一穴二效之功。程老在临床中运用该穴主治：腓总神经麻痹或损伤、足背、足趾疼痛、麻木或无力等症；依据"经络所过，主治所及"的理论，本穴还可用于治疗胃痛、呕吐、腹胀、腹泻等胃肠疾病；头痛、眩晕、颈项强痛等头面五官病；胸胁胀痛、神志病、热病等病证以及足少阳胆经经脉循行部位的其他病证。

4.验案举隅

患者杨某，男，40 岁，工人。初诊时间：2009 年 5 月 25 日。

主诉：右足下垂、活动不利 10 余日。

病史及体格检查：患者 10 余日天前无明显诱因，晨起觉右下肢行走不便，步行时举足不高，足踏地时足尖先着地，类似公鸡步态，足不能背伸，足趾外展困难，不能用足跟走路，舌红，苔薄白，脉缓。诊治经过：辨证当属足三阳经气血瘀滞，经筋失养。中医学诊断：右足下垂（气滞血瘀）；现代医学诊断：腓神经麻痹。治宜疏通经络，调和气血。取穴：以"前悬钟穴"为主，辅以足三里、解溪、阳陵泉。前悬钟穴透刺加灸 3 壮（艾绒做成枣核大小为 1 壮），均采用补法，留针 30min，隔日一次。二诊：经治症状减轻，上法续治。经治 7 次，症状消失。随访 1 年，未发。

按语：《内经》云"治痿独取阳明"，故以"前悬钟穴"为主，辅以足三里、解溪健脾益胃,生化有源;解溪穴为局部取穴法,强筋改善功能。足少阳经主筋,透刺至足少阳胆经能激发经气,调整经筋,共奏调气和血、疏通经络之功。

第四节　程氏家传经验对穴

一、程氏家传经验对穴功效表

1.尺泽、丰隆

尺泽、丰隆配伍功效:化痰止咳(见表4-1)。

表4-1　尺泽、丰隆对穴功效表

经验对穴	穴位归属	定位取穴	腧穴解剖	腧穴主治	针刺操作
尺泽	手太阴肺经合穴	在肘横纹中,肱二头肌腱桡侧凹陷处	在肘关节,当肘二头肌腱之外方,肱桡肌起始部;有桡侧返动、静脉分支及头静脉;布有前臂外侧皮神经,直下为桡神经	①咳嗽,气喘,咳血,咽喉肿痛等肺疾;②肘臂挛痛;③急性吐泻,中暑,小儿惊风	直刺0.8~1.2寸,或点刺出血
丰隆	足阳明胃经络穴	外踝尖上8寸,条口穴外1寸,胫骨前嵴外二横指处	在趾长伸肌外侧和腓骨短肌之间;有胫前动脉分支;当腓浅神经处	①头痛,眩晕,癫狂;②咳嗽痰多;③下肢痿痹	直刺1~1.5寸

2. 通里、照海

通里、照海配伍功效:交通心肾(见表4-2)。

表4-2 通里、照海对穴功效表

经验对穴	穴位归属	定位取穴	腧穴解剖	腧穴主治	针刺操作
通里	手少阴心经络穴	腕横纹上1寸,尺侧腕屈肌腱的桡侧缘	在尺侧腕屈肌与指浅屈肌之间,深层为指深屈肌;有尺动脉通过;布有前臂内侧皮神经,尺侧为尺神经	① 心悸,怔忡;②舌强不语,暴喑;③腕臂痛	直刺0.3~0.5寸。不宜深刺,以免伤及血管和神经。留针时,不可作屈腕动作
照海	足少阴肾经八脉交会穴(通于阴跷脉)	内踝高点正下缘凹陷处	在足大趾外展肌的止点处;后方有胫后动、静脉;布有小腿内侧皮神经,深部为胫神经干	①失眠,癫痫;②咽喉干痛,目赤肿痛;③月经不调,带下,阴挺,小便频数,癃闭	直刺0.5~0.8寸

3. 神门、三阴交

神门、三阴交配伍功效:补益心脾、养血安神(见表4-3)。

表 4-3 神门、三阴交对穴功效表

经验对穴	穴位归属	定位取穴	腧穴解剖	腧穴主治	针刺操作
神门	手少阴心经输穴;原穴	腕横纹尺侧端,尺侧腕屈肌腱的桡侧凹陷处	在尺侧腕屈肌与指浅屈肌之间,深层为指深屈肌;有尺动脉通过;布有前臂内侧皮神经,尺侧为尺神经	①心痛,心烦,惊悸,怔忡,健忘,失眠,痴呆,癫狂痫等心与神志病变;②高血压;③胸胁痛	直刺0.3~0.5寸
三阴交	足太阴脾经	内踝尖上3寸,胫骨内侧面后缘	在胫骨后缘和比目鱼肌之间,深层有屈趾长肌;有大隐静脉,胫后动、静脉;有小腿内侧皮神经,深层后方有胫神经	①肠鸣腹胀,腹泻等脾胃虚弱诸症;②月经不调,带下,阴挺,不孕,滞产,遗精,阳痿,遗尿等生殖泌尿系统疾患;③心悸,失眠,高血压;④下肢痿痹;⑤阴虚诸症	直刺1~1.5寸。孕妇禁针

4. 大陵、少府

大陵、少府配伍功效:清心降火(见表4-4)。

表4-4 大陵、少府对穴功效表

经验对穴	穴位归属	定位取穴	腧穴解剖	腧穴主治	针刺操作
大陵	手厥阴心包经输穴;原穴	腕横纹中央,掌长肌腱与桡侧腕屈肌腱之间	在掌长肌腱与桡侧腕屈肌腱之间,有拇长屈肌和指深屈肌腱;有腕掌侧动、静脉网;布有前臂内侧皮神经,正中神经掌皮支,深层为正中神经本干	①心痛,心悸;②胃痛,呕吐,口臭;③胸胁满痛;④喜笑悲恐,癫狂痫;⑤臂、手挛痛	直刺0.3~0.5寸
少府	手少阴心经荥穴	在手掌面,第4、5掌骨之间,握拳时当小指与无名指指端之间	在第4、5掌骨间,有第4蚓状肌,指浅、深屈肌腱,深部为骨间肌;有指掌侧总动、静脉;布有第4指掌侧固有神经	①心悸,胸痛;②阴痒,阴痛;③痈疡;④小指挛痛	直刺0.3~0.5寸。少府为心经火穴,心属火,为此,本穴为火中之火穴,针用泻法以清热养阴

5. 公孙、阴陵泉

公孙、阴陵泉配伍功效:健脾化湿(见表 4 - 5)。

表 4 - 5　公孙、阴陵泉对穴功效表

经验对穴	穴位归属	定位取穴	腧穴解剖	腧穴主治	针刺操作
公孙	足太阴脾经络穴;八脉交会穴(通于冲脉)	第一跖骨基底部的前下方,赤白肉际处	在拇展肌中;有跗内侧动脉分支及足背静脉网;布有隐神经及腓浅神经分支	胃痛,呕吐,腹痛,腹泻,痢疾	直刺0.6~1.2寸
阴陵泉	足太阴脾经合穴	胫骨内侧髁下方凹陷处	在胫骨后缘和腓肠肌之间,比目鱼肌起点上;前方有大隐静脉,膝最上动脉,最深层有胫后动、静脉;布有小腿内侧皮神经本干,最深层有胫神经	①腹胀,腹泻,水肿,黄疸,小便不利;②膝痛	直刺1~2寸

6. 足三里、内庭

足三里、内庭配伍功效:清胃泻火(见表 4-6)。

表 4-6　足三里、内庭对穴功效表

经验对穴	穴位归属	定位取穴	腧穴解剖	腧穴主治	针刺操作
足三里	足阳明胃经合穴;胃之下合穴	犊鼻穴下3寸,胫骨前嵴外一横指处	在胫骨前肌,趾长伸肌之间;有胫前动、静脉;为腓肠外侧皮神经及隐神经的皮支分布处,深层当腓深神经	①胃痛,呕吐,噎膈,腹胀,腹泻,痢疾,便秘等胃肠诸疾;②下肢痿痹;③心悸,高血压,癫狂;④乳痈;⑤虚劳诸症,为强壮保健要穴	直刺1~2寸。强壮保健用,常用温灸法
内庭	足阳明胃经荥穴	足背第2、3趾间缝纹端	有足背静脉网;布有腓浅神经足背支	①齿痛,咽喉肿痛,鼻衄;②热病;③胃病吐酸,腹泻,痢疾,便秘;④足背肿痛,跖趾关节痛	直刺或斜刺0.5~0.8寸

7. 太冲、内关

太冲、内关配伍功效：疏肝解郁（见表4-7）。

表4-7　太冲、内关对穴功效表

经验对穴	穴位归属	定位取穴	腧穴解剖	腧穴主治	针刺操作
太冲	足厥阴肝经输穴；原穴	足背，第一、二跖骨结合部之前凹陷中	在拇长伸肌腱外缘；有足背静脉网，第一跖背动脉；布有腓深神经的跖背侧神经，深层为胫神经足底内侧神经	①中风，癫狂痫，小儿惊风；②头痛，眩晕，耳鸣，目赤肿痛，口㖞，咽痛；③月经不调，痛经，经闭，崩漏，带下；④胁痛，腹胀，呕逆，黄疸；⑤癃闭，遗尿；⑥下肢痿痹，足跗肿痛	直刺0.5～0.8寸
内关	手厥阴心包经络穴；八脉交会穴（通于阴维脉）	腕横纹上2寸，掌长肌腱与桡侧腕屈肌腱之间	在桡侧腕屈肌腱与掌长肌腱之间，有指浅屈肌，深部为指深屈肌；有前臂正中动、静脉，深部为前臂掌侧骨间动、静脉；布有前臂内侧皮神经，其下为正中神经，深层有前臂掌侧骨间神经	①心痛，心悸；②胃痛，呕吐，呃逆，③胁痛，胁下痞块；④中风，失眠，眩晕，郁证，癫狂痫，偏头痛；⑤热病；⑥肘臂挛痛	直刺0.5～1寸

8.太冲、太溪

太冲、太溪配伍功效:滋水涵木(见表4-8)。

表4-8 太冲、太溪对穴功效表

经验对穴	穴位归属	定位取穴	腧穴解剖	腧穴主治	针刺操作
太冲	足厥阴肝经输穴;原穴	足背,第一、二跖骨结合部之前凹陷中	在长伸肌腱外缘;有足背静脉网,第1跖背动脉,布有腓深神经的跖背侧神经,深层为胫神经足底内侧神经	①中风,癫狂痫,小儿惊风;②头痛,眩晕,耳鸣,目赤肿痛,口㖞,咽痛;③月经不调,痛经,经闭,崩漏,带下;④胁痛,腹胀,呕逆,黄疸;⑤癃闭,遗尿;⑥下肢痿痹,足跗肿痛	直刺0.5~0.8寸
太溪	足少阴肾经输穴;原穴	内踝高点与跟腱后缘连线的中点凹陷处	有胫后动、静脉;布有小腿内侧皮神经,当胫神经经过处	①头痛,目眩,失眠,健忘,咽喉肿痛,齿痛,耳鸣,耳聋;②咳嗽,气喘,咳血,胸痛;③消渴,小便频数,便秘;④月经不调,遗精,阳痿;⑤腰脊痛,下肢厥冷	直刺0.5~0.8寸

9. 外关、足三里

外关、足三里配伍功效:宽中消积,理气降逆(见表 4 - 9)。

表 4 - 9　外关、足三里对穴功效表

经验对穴	穴位归属	定位取穴	腧穴解剖	腧穴主治	针刺操作
外关	手少阳三焦经络穴;八脉交会穴(通阳维脉)	腕背横纹上 2 寸,尺骨与桡骨正中间	在桡骨于尺骨之间,指总深肌与拇长伸肌之间;深层有前臂骨间背侧动脉和掌侧动、静脉;布有前臂背侧皮神经,深层有前臂骨间背侧神经及掌侧神经	①热病;②头痛,目赤肿痛,耳鸣,耳聋;③瘰疬,胁肋痛;④上肢痿痹不遂	直刺0.5~1 寸
足三里	足阳明胃经合穴;胃之下合穴	犊鼻穴下 3 寸,胫骨前嵴外一横指处	在胫骨前肌,趾长伸肌之间;有胫前动、静脉;为腓肠外侧皮神经及隐神经的皮支分布处,深层当腓深神经	①胃痛,呕吐,噎膈,腹胀,腹泻,痢疾,便秘等胃肠诸疾;②下肢痿痹;③心悸,高血压,癫狂;④乳痈;⑤虚劳诸症,为强壮保健要穴	直刺1~2 寸。强壮保健用,常用温灸法

10.支沟、丘墟

支沟、丘墟配伍功效:疏泄少阳郁结(见表4-10)。

表4-10 支沟、丘墟对穴功效表

经验对穴	穴位归属	定位取穴	腧穴解剖	腧穴主治	针刺操作
支沟	手少阳三焦经之经穴	腕背横纹上3寸,尺骨与桡骨正中间	在桡骨于尺骨之间,指总深肌与拇长伸肌之间;深层有前臂骨间背侧动脉和掌侧动、静脉;布有前臂背侧皮神经,深层有前臂骨间背侧神经及掌侧神经	①便秘;②耳鸣,耳聋,暴喑;③瘰疬,胁肋疼痛;④热病	直刺0.5~1寸
丘墟	足少阳胆经原穴	外踝前下方,趾长伸肌腱的外侧凹陷中	在趾短伸肌起点处;有外踝前动、静脉分支;布有足背外侧皮神经分支及腓浅神经分支	①目赤肿痛,目生翳膜;②颈项痛,腋下肿,胸胁痛,外踝肿痛;③下肢痿痹	直刺0.5~0.8寸

11. 合谷、太冲

合谷、太冲配伍功效：开四关，宣通卫阳，开窍疏风，通络镇痛（见表 4－11）。

表 4－11 合谷、太冲对穴功效表

经验对穴	穴位归属	定位取穴	腧穴解剖	腧穴主治	针刺操作
合谷	手阳明大肠经原穴	在手背，第1、2掌骨间，当第2掌骨桡侧的中点处。简便取穴：以一手的拇指指骨关节横纹，放在另一手拇、食指之间的指蹼缘上，当拇指尖下是穴。又名虎口	在第一、二掌骨之间，第1骨间背侧肌中，深层有拇收肌横头；有手背静脉网，为头静脉的起部，腧穴近侧正当桡动脉从手背穿向手掌之处；布有桡神经浅支的掌背侧神经，深部有正中神经的指掌侧固有神经	①头痛，目赤肿痛，鼻出血，齿痛，口眼歪斜，耳聋等头面五官诸疾；②诸痛症；③热病，无汗，多汗；④经闭，滞产	直刺0.5～1寸，针刺时手呈半握拳状。孕妇不宜针
太冲	足厥阴肝经输穴；原穴	足背，第一、二跖骨结合部之前凹陷中	在拇长伸肌腱外缘；有足背静脉网，第一跖背动脉；布有腓深神经的跖背侧神经，深层为胫神经足底内侧神经	①中风，癫狂痫，小儿惊风；②头痛，眩晕，耳鸣，目赤肿痛，口歪，咽痛；③月经不调，痛经，经闭，崩漏，带下；④胁痛，腹胀，呕逆，黄疸；⑤癃闭，遗尿；⑥下肢痿痹，足跗肿痛	直刺0.5～0.8寸

12. 翳明、球后

翳明、球后配伍功效:调畅气血,疏通目络。主治目疾(见表 4 - 12)。

表 4 - 12　翳明、球后对穴功效表

经验对穴	穴位归属	定位取穴	腧穴解剖	腧穴主治	针刺操作
翳明	经外奇穴	在项部,当翳风后1寸	在胸锁乳突肌上,穴区浅层有耳大神经和枕小神经分布;深层有副神经、颈神经后支和耳后动脉分布;再深层有迷走神经干、副神经干和颈内动、静脉经过	①头痛、眩晕、失眠;②目疾、耳鸣	直刺0.5～1寸;可灸
球后	经外奇穴	在面部,当眶下缘外1/4与内3/4交界处	在眼轮匝肌中,深部为眼肌。浅层有上颌神经颧颞支和眶下神经分布;深层有面神经颧支和颞浅动脉肌支分布;进入眶内可刺及眶下神经干、下直肌、下斜肌和眶脂体,有眼神经和动眼神经分布	斜视、复视、眼底疾病等目疾	轻压眼球向上,向眶缘缓慢直刺0.5～1.5寸,不提插

13. 大椎、通天

大椎、通天配伍功效：祛风通络,宣通鼻窍(见表4-13)。

表4-13　大椎、通天对穴功效表

经验对穴	穴位归属	定位取穴	腧穴解剖	腧穴主治	针刺操作
大椎	督脉	后正中线上,第七颈椎棘突下凹陷中	在腰背筋膜、棘上韧带及肌间韧带中;有颈横动脉分支和棘间皮下静脉丛;布有第八颈神经后支的内侧支	①热病、疟疾;②恶寒发热,咳嗽、气喘,骨蒸潮热、胸痛;③癫狂痫、小儿惊风;④项强、脊痛;⑤风疹、痤疮	向上斜刺0.5~1寸
通天	足太阳膀胱经	前发际正中直上4寸,旁开1.5寸,即承光穴后1.5寸	有帽状腱膜;有颞浅动、静脉和枕动、静脉的吻合网;布有枕大神经分支	①头痛、眩晕;②鼻塞、鼻衄、鼻渊	平刺0.3~0.5寸

14. 足三里、三阴交

足三里、三阴交配伍功效：健脾利湿(见表4-14)。

表 4－14　足三里、三阴交对穴功效表

经验对穴	穴位归属	定位取穴	腧穴解剖	腧穴主治	针刺操作
足三里	足阳明胃经合穴；胃之下合穴	犊鼻穴下3寸,胫骨前嵴外一横指处	在胫骨前肌,趾长伸肌之间；有胫前动、静脉；为腓肠外侧皮神经及隐神经的皮支分布处,深层当腓深神经	①胃痛,呕吐,噎膈,腹胀,腹泻,痢疾,便秘等胃肠诸疾；②下肢痿痹；③心悸,高血压,癫狂；④乳痈；⑤虚劳诸症,为强壮保健要穴	直刺1～2寸。强壮保健用,常用温灸法
三阴交	足太阴脾经	内踝尖上3寸,胫骨内侧面后缘	在胫骨后缘和比目鱼肌之间,深层有屈趾长肌；有大隐静脉,胫后动、静脉；有小腿内侧皮神经,深层后方有胫神经	①肠鸣腹胀,腹泻等脾胃虚弱诸症；②月经不调,带下,阴挺,不孕,滞产,遗精,阳痿,遗尿等生殖泌尿系统疾患；③心悸,失眠,高血压；④下肢痿痹；⑤阴虚诸症	直刺1～1.5寸。孕妇禁针

15.印堂、百会

印堂、百会配伍功效：醒神开窍。主治脑病（见表4-15）。

表4-15　印堂、百会对穴功效表

经验对穴	穴位归属	定位取穴	腧穴解剖	腧穴主治	针刺操作
印堂	督脉	在额部，当两眉头的中间	在掣眉间肌中，浅层有滑车上神经分布，深层有面神经颞支和内眦动脉分布	头痛、眩晕、鼻衄、鼻渊、小儿惊风、失眠	提捏局部皮肤，平刺0.3～0.5寸，或用三棱针点刺出血；可灸
百会	督脉	后发际正中直上7寸；或当头部正中线与两耳尖连线的交点处	有帽状腱膜；有颞浅动、静脉和枕动、静脉的吻合网；布有枕大神经分支	①中风，痴呆，癫狂痫，癔病，瘈疭；②头风，头痛，眩晕，耳鸣；③惊悸，失眠，健忘；④脱肛，阴挺，腹泻	平刺0.5～0.8寸；升阳举陷可用灸法

16.上巨虚、下廉

上巨虚、下廉配伍功效：通调肠腑，主治泄泻（见表4-16）。

表 4－16 上巨虚、下廉对穴功效表

经验对穴	穴位归属	定位取穴	腧穴解剖	腧穴主治	针刺操作
上巨虚	足阳明胃经大肠下合穴	在犊鼻穴下6寸,足三里穴下3寸	在胫骨前肌中;有胫前动、静脉;布有腓肠外侧皮神经及隐神经的皮支,深层当腓深神经	①肠鸣,腹痛,腹泻,便秘,肠痈等肠胃疾患;②下肢痿痹	直刺1～2寸
下廉	手阳明大肠经	在阳溪穴与曲池穴连线上,肘横纹下4寸处	在桡骨的桡侧,桡侧有腕短伸肌及腕长伸肌,深层有旋后肌;有桡动脉分支;布有前臂背侧皮神经及桡神经深支	①肘臂痛;②头痛,眩晕,目痛;③腹胀,腹痛	直刺0.5～1寸

17. 太冲、三阴交

太冲、三阴交配伍功效:活血化瘀,理气止痛,为妇科要穴(见表 4－17)。

表 4 - 17　太冲、三阴交对穴功效表

经验对穴	穴位归属	定位取穴	腧穴解剖	腧穴主治	针刺操作
太冲	足厥阴肝经输穴;原穴	足背,第一、二跖骨结合部之前凹陷中	在长伸肌腱外缘;有足背静脉网,第一跖背动脉;布有腓深神经的跖背侧神经,深层为胫神经足底内侧神经	①中风,癫狂痫,小儿惊风;②头痛,眩晕,耳鸣,目赤肿痛,口歪,咽痛;③月经不调,痛经,经闭,崩漏,带下;④胁痛,腹胀,呕逆,黄疸;⑤癃闭,遗尿;⑥下肢痿痹,足跗肿痛	直刺0.5～0.8寸
三阴交	足太阴脾经	内踝尖上3寸,胫骨内侧面后缘	在胫骨后缘和比目鱼肌之间,深层有屈趾长肌;有大隐静脉,胫后动、静脉;有小腿内侧皮神经,深层后方有胫神经	①肠鸣腹胀,腹泻等脾胃虚弱诸症;②月经不调,带下,阴挺,不孕,滞产,遗精,阳痿,遗尿等生殖泌尿系统疾患;③心悸,失眠,高血压;④下肢痿痹;⑤阴虚诸症	直刺1～1.5寸。孕妇禁针

18．合谷、足三里

合谷、足三里配伍功效：彰复阳明经气，旺盛津血化生（见表 4－18）。

表 4－18　合谷、足三里对穴功效表

经验对穴	穴位归属	定位取穴	腧穴解剖	腧穴主治	针刺操作
合谷	手阳明大肠经；原穴	在手背，第 1、2 掌骨间，当第 2 掌骨桡侧的中点处。简便取穴：以一手的拇指指骨关节横纹，放在另一手拇、食指之间的指蹼缘上，当拇指尖下是穴。又名虎口	在第一、二掌骨之间，第一骨间背侧肌中，深层有拇收肌横头；有手背静脉网，为头静脉的起部，腧穴近侧正当桡动脉从手背穿向手掌之处；布有桡神经浅支的掌背侧神经，深部有正中神经的指掌侧固有神经	①头痛，目赤肿痛，鼻出血，齿痛，口眼歪斜，耳聋等头面五官诸疾；②诸痛症；③热病，无汗，多汗；④经闭，滞产	直刺 0.5～1 寸，针刺时手呈半握拳状。孕妇不宜针
足三里	足阳明胃经合穴；胃之下合穴	犊鼻穴下 3 寸，胫骨前嵴外一横指处	在胫骨前肌，趾长伸肌之间；有胫前动、静脉；为腓肠外侧皮神经及隐神经的皮支分布处，深层当腓深神经	①胃痛，呕吐，噎膈，腹胀，腹泻，痢疾，便秘等胃肠诸疾；②下肢痿痹；③心悸，高血压，癫狂；④乳痈；⑤虚劳诸症，为强壮保健要穴	直刺 1～2 寸。强壮保健用，常用温灸法

第五节　程氏家传对症选穴处方

一、概述

对症选穴是根据疾病的特殊症状而选取穴位的原则,是腧穴特殊治疗作用及临床经验在针灸处方中的具体运用。如哮喘选定喘穴,虫证选百虫窝,腰痛选腰痛点,落枕选落枕穴,崩漏选断红穴等;现撷取部分程氏家传对症选穴处方介绍如表4-19所示。

表4-19　程氏家传对症选穴处方表

症状	对症选穴	定位	操作手法	方义解析
偏头痛	外关	腕背横纹上2寸,尺骨与桡骨正中间	针刺入穴位0.5~1寸,后采用捻转、提插手法,捻转角度90°~180°角,提插幅度0.3~0.5cm,频率在60~90次/min之间	程氏认为偏头痛治疗选穴应该以循经选取少阳经穴位为主,外关为手少阳经络穴,主治头痛,目赤肿痛,耳鸣,耳聋,热病,瘰疬,胁肋痛,上肢痿痹等。故循经取之
	足临泣	第4、5跖骨结合部的前方凹陷处,足小趾伸肌腱的外侧	偏向内侧斜刺足临泣0.5~1寸,得气后行快速捻转手法1~2min,使针感向足背部扩散	足少阳胆经"起于目锐眦,上抵头痛……"其病候"是主骨所生病者,头痛……"足临泣为足少阳胆经之输穴,八脉交会穴,通于带脉,主治偏头痛,目赤肿痛,胁肋疼痛,足跗疼痛,瘰疬等。取之宣通清窍、祛邪止痛

（续表）

症状	对症选穴	定位	操作手法	方义解析
偏头痛	中渚	手背,第4、5掌骨小头后缘之间凹陷中,当液门穴后1寸	直刺0.3～0.5寸。快速进针,得气后用泻法捻转,使针感上传过肩	中渚为手少阳三焦经输穴,"输主痛",主治头痛,目赤,耳鸣,耳聋,喉痹,热病,肩背肘臂酸痛,手指不能屈伸等,故循经取之。《铜人腧穴针灸图经》谓:"中渚,木也……手少阳脉之所注也,为腧。治目眩头痛……"
失眠	印堂	在额部,当两眉头的中间	提捏局部皮肤,平刺0.3～0.5寸,得气后施捻转平补平泻手法;或用灸法:将清艾条点燃后,对准印堂穴施行温和灸,以感觉温热但不烫为度,每日灸10～15min	印堂为经外奇穴,然位居督脉,功能清头明目、通鼻开窍,尤善镇静安神。印堂主治失眠、头痛、眩晕、鼻渊等。具有宣泄心火、宁心安神作用
失眠	太溪	内踝高点与跟腱后缘连线的中点凹陷处	直刺0.5～0.8寸,使之得气时有如鱼吞钩饵沉浮之感	太溪为足少阴肾经原穴,主治失眠,健忘,头痛,目眩,咽喉肿痛,齿痛,耳鸣,耳聋,腰脊痛,下肢厥冷等。"原"有"本原""原气"之意,能益肾壮水,并可抑制心火过亢

（续表）

症状	对症选穴	定位	操作手法	方义解析
失眠	神门	腕横纹尺侧端,尺侧腕屈肌腱的桡侧凹陷处	直刺 0.5～0.8寸。针刺局部感酸麻胀重,行平补平泻捻转手法使之有向指端放射的触电感为度	神门为心经之输穴、原穴,主治失眠、健忘、心痛、心烦、惊悸、怔忡、痴呆、癫狂病等心与神志病变。《灵枢·九针十二原》指出:"五脏有疾,当取十二原。"针刺神门能有效输布"原气",濡养心神,调节心神,从而发挥其统领神志之功
	少府	在手掌面,第4、5掌骨之间,握拳时当小指与无名指指端之间	直刺 0.3～0.5寸,泻法	少府为心经荥穴(属火),主治心胸疾病,泻之清心安神
耳鸣	养老	以手掌面向胸,当尺骨茎突桡侧骨缝凹缘中	直刺或斜刺0.5～0.8寸,平补平泻	养老穴为手太阳小肠经的郄穴。因为小肠的功能是吸收水谷所化之精气供养全身,同时此穴可以治疗目视不明、耳闭不闻、肩臂疼痛、手脚不能自如等老年病,是调治老年人疾病的重要穴位,故称之为养老穴

（续表）

症状	对症选穴	定位	操作手法	方义解析
耳鸣	悬钟	外踝高点上3寸,腓骨前缘	直刺0.5～0.8寸,平补平泻	悬钟为足少阳经穴,又为八会穴之髓会,主治颈项强痛,胸胁满痛,痴呆,中风,半身不遂,下肢痿痹等。此处取之旨在补精血益髓通窍,耳得濡润,耳鸣自止
	听宫	耳屏前,下颌骨髁状突的后方,张口时呈凹陷处	张口,直刺1～1.5寸,平补平泻。留针时应保持一定的张口姿势	听宫穴,属手太阳经,为手足少阳、手太阳经交会穴。最早见于《灵枢·刺节真邪》:"刺其听宫,中其眸子,声闻于耳,此其输也。"听宫为耳局部经穴,能疏通耳窍局部气血,主治耳鸣,耳聋,聤耳等诸耳疾,使耳窍经脉通畅,气血调达,聪耳通窍
耳聋	侠溪	足背,第4、5趾间纹头上凹陷处	直刺0.5～0.8寸,施以捻转泻法	侠溪穴,属足少阳胆经,为足少阳经荥穴。主治惊悸,头痛,眩晕,耳鸣,耳聋,颊肿,目外眦赤痛,胁肋疼痛,膝股痛,足跗肿痛,乳痈。《针灸甲乙经》:"膝外廉痛,热病汗不出,目外眦赤痛,头眩,两颔痛,逆寒泣出,耳鸣聋,多汗,目痒,胸中痛不可反侧,痛无常处。"

（续表）

症状	对症选穴	定位	操作手法	方义解析
耳聋	中渚	手背，第4、5掌骨小头后缘之间凹陷中，当液门穴后1寸	向上斜刺0.8～1寸，施以捻转泻法	手少阳三焦经之输穴主治耳聋，耳鸣，头痛，目赤，喉痹，热病，肩背肘臂酸痛，手指不能屈伸等。《针灸甲乙经》云："狂，互引头痛，耳鸣，目痛，中渚主之。"《外台秘要》："主热病汗不出，头痛，耳鸣，目痛寒热……"
	听会	耳屏间切迹前，下颌骨髁状突后缘，张口有孔	微张口，直刺0.5～0.8寸，平补平泻轻刺激，出针时勿使其大量出血	听会穴，最早见于《针灸甲乙经》："聋，耳中癫飕风，听会主之。"而《医宗金鉴》述："主治耳聋耳鸣，牙车脱臼，齿痛，等证。"本穴属足少阳胆经，皮下有上颌神经的耳颞神经分布。主治耳聋，耳鸣，聤耳，齿痛，口眼歪斜等症
呃逆	足三里	犊鼻穴下3寸，胫骨前嵴外一横指处	直刺1～2寸，平补平泻，亦可用温灸法	足三里为足阳明胃经之合穴，是程老治疗胃肠疾病之要穴，取之调理脾胃，补中益气，通经活络，祛寒化湿。主治呃逆，噎膈，胃痛，呕吐，腹胀，腹泻，痢疾，便秘等胃肠诸疾，以及下肢痿痹，心悸，高血压，癫狂，虚劳诸症等，为强壮保健之要穴

（续表）

症状	对症选穴	定位	操作手法	方义解析
呃逆	外关	腕背横纹上2寸，尺骨与桡骨正中间	针尖沿三焦经循行方向，与皮肤呈45°角进针0.8~1寸，使针感沿三焦经传导至胸部效果最佳	外关为手少阳三焦经络穴，八脉交会穴之一，通于阳维脉，主治热病，头痛，目赤肿痛，耳鸣，耳聋，瘰疬，胁肋痛，上肢痿痹不遂等。由于三焦经"布膻中，散络心包，下隔循属三焦"，故程老常用此穴以调理三焦之气，气机调畅，逆气得降，则呃逆自止
	人中	在人中沟的上1/3与下2/3交界处，为急救要穴之一	向上斜刺0.3~0.5寸，进针后行快速捻转手法强刺激，频率为200次/min，直至患者流泪或眼睛湿润为止	人中穴为督脉经之要穴，又是督脉与手足阳明经之交会穴，总督诸阳，具有行气血，利咽止痛，调畅气机的作用。主治中风、昏迷、晕厥、中暑、癔病、癫狂痫、急慢性惊风、鼻塞、鼻出血、面肿、口歪、齿痛、牙关紧闭，闪挫腰痛等。所以针刺人中穴，旨在伸展阳气，使升降复常，呃逆得愈

症状	对症选穴	定位	操作手法	方义解析
痛经	三阴交	内踝尖上三寸,胫骨内侧面后缘	直刺 1～1.5寸。针刺得气后施以提插捻转平补平泻行针手法 30s,捻转角度在 90°～180°角之间,频率 60 次/min;提插的幅度在3～5mm 之间,频率 60 次/min	三阴交穴为肝、脾、肾三经的交会穴,肝主疏泄,对胞宫有明显的调节作用,而且肝主藏血、脾生血、主摄血,女子以血为本,肾又主生殖。因此,肝、脾、肾三脏与胞宫息息相关,此外足三阴经与任脉相交会,任脉起源于胞宫,所以作为肝、脾、肾三经交会穴的三阴交与胞宫有着密切的联系。本穴主治月经不调、带下、阴挺、不孕、滞产、遗精、阳痿、遗尿等生殖泌尿系统疾患;肠鸣腹胀、腹泻等脾胃虚弱诸症;阴虚诸症
	太冲	足背,第一、二跖骨结合部之前凹陷中	垂直皮肤进针0.5～0.8寸,行平补平泻手法,进针深度以局部或远端出现酸、麻、胀、重得气感为准	本穴太冲为肝经输穴、原穴,肝主藏血、主气机的疏泄,对胞宫有明显的调节作用。主治月经不调、痛经、经闭、崩漏、带下;中风、头痛、眩晕、耳鸣、目赤肿痛、口歪、咽痛、癫狂痫、小儿惊风;胁痛、腹胀、呕逆、黄疸;癃闭、遗尿、下肢痿痹等

（续表）

症状	对症选穴	定位	操作手法	方义解析
胃脘痛	足三里	犊鼻穴下3寸,胫骨前嵴外一横指处	直刺1～2寸。提插捻转,以得气为度。要求针感下行至足部	足三里为胃经之下合穴,主治胃经之急症,同时又是胃经之原穴。主治胃痛、呕吐、噎膈,腹胀,腹泻,痢疾,便秘等胃肠诸疾;局部取穴可治下肢痿痹;循经取穴治疗心悸,高血压,癫狂;乳痈;虚劳诸症等,为强壮保健之要穴
胃脘痛	内关	腕横纹上2寸,掌长肌腱与桡侧腕屈肌腱之间	直刺0.5～1寸,泻法	内关穴最早见于《灵枢·经脉篇》,它所属的这条经络叫心包经,通于任脉,会于阴维,是八脉交会穴之一。内关穴有补益气血、安神养颜、和胃降逆宽胸理气之功。主治胃痛、呕吐、呃逆、胁痛、胁下痞块;心痛、心悸;中风、失眠、眩晕、郁证、癫狂痫、偏头痛;热病;肘臂挛痛等

（续表）

症状	对症选穴	定位	操作手法	方义解析
胃脘痛	公孙	第一跖骨基底部的前下方,赤白肉际处	直刺 0.6～1.2寸,泻法	公孙穴属于足太阴脾经穴,是八脉交会穴之一,通于冲脉。主治胃痛、呕吐、腹痛、腹泻、痢疾等。功效:行气止痛。临证中程老常用其配穴治疗胃脘痛、胃痉挛、腹痛、急性胃炎及十二指肠溃疡、胆囊炎、胆石症而致的胆绞痛、急性阑尾炎、阑尾周围脓肿等急性痛证,疗效满意
习惯性便秘	支沟	腕背横纹上3寸,尺骨与桡骨正中间	沿尺、桡骨之间直刺入 0.8～1寸,强刺激泻法,使针入局部有较强的酸、麻、胀、重感,并向肘、肩部放射	支沟穴为手少阳三焦经之经穴,三焦经主持人体诸气,总司全身的气机和气化,对人体脏腑在消化吸收水谷精气,输注营养物质,通畅气血和排泄糟粕方面起着重要的作用。本穴主治便秘;耳鸣、耳聋、暴喑;瘰疬、胁肋疼痛;热病等。针刺支沟穴能通调三焦气机,疏通经络,使经气宣上导下,气机顺则腑气通,故便秘得愈

（续表）

症状	对症选穴	定位	操作手法	方义解析
习惯性便秘	下巨虚	上巨虚穴下3寸	直刺1～1.5寸，补法	下巨虚为小肠经之下合穴，合穴主治内在脏腑之病，本穴主治腹泻、痢疾、小腹痛；下肢痿痹；乳痈。小肠分清。《黄帝内经》云"六腑以通为用"，便秘的病机即是肠腑不通、大便蕴结于肠腑，因此以下合穴治内腑腑，治则气通，气通则便下
	天枢	脐中旁开2寸	直刺1～1.5寸，以局部酸胀感为度	天枢是足阳明胃经之要穴，是大肠之募穴，主通调肠腑、理气、消食行滞，主治腹痛、腹胀、便秘、腹泻、痢疾等胃肠病；月经不调、痛经等。本穴主阳明脉气所发，是人体腹部要穴。程氏认为针刺天枢穴可显著改善肠腑功能，消除或减轻肠道功能失常所致便秘及腹泻证候
胆囊炎	阳陵泉	腓骨小头前下方凹陷中	直刺1～1.5寸。用捻转提插术泻法强刺激	《灵枢·邪气藏府病形篇》中云："胆病者，善太息，口苦，呕宿汁，心下澹澹，恐人将捕之，嗌中吤吤然数唾，在足少阳之本末，亦视其脉三陷下者灸之，其寒热者，取阳陵泉。"此穴是程老治疗胆腑病症之效验穴。主治黄疸、胁痛、口苦、呕吐、吞酸等胆腑病；膝肿痛、下肢痿痹、麻木；小儿惊风等

症状	对症选穴	定位	操作手法	方义解析
胆囊炎	丘墟	外踝前下方，趾长伸肌腱的外侧凹陷中	直刺0.5～0.8寸，得气后行平补平泻法，使其局部产生酸、胀、麻感或扩散至足端	丘墟穴在《灵枢·本输》中明确道出其定位："位于外踝之前下，陷者中也。"另有《针灸甲乙经》中云："丘墟，在足外廉踝下如前陷者中，去临泣一寸，足少阳脉之所过也，为原。"是胆腑原气留止的部位。此穴所在部位，为踝关节附近，为足少阳胆经之输穴，不仅可以治疗足少阳经所属胆腑疾患，目赤肿痛，目生翳膜；还可用治颈项痛，腋下肿，胸胁痛，外踝肿痛；下肢痿痹等。《针灸甲乙经》中有云："……腰两胁痛……丘墟主之。"《类经图翼》中亦记载丘墟"主治胸胁满痛不得息……"在临床中，程老亦常用丘墟穴来治疗胆腑病证，亦为治疗胆囊炎的要穴之一
	三阳络	支沟穴上1寸，尺骨与桡骨之间	直刺0.5～1寸，得气后，行捻转泻法1min	三阳络是手少阳三焦经经穴，别名通间、通门，是三阳经的气血物质交会之处，此为足少阳胆经之同名经取穴，本穴联络三阳经气血，具舒经通络，开窍镇痛之功

症状	对症选穴	定位	操作手法	方义解析
慢性腹泻	神阙	脐窝中央	取脐区饱满平滑者，施以程氏温针灸，取针直刺0.3～0.5寸后，针尾捻艾绒如枣核大小，施2～3炷，针灸隔日一次；如脐区凹凸不平可施以艾柱隔姜灸之	神阙位于脐中，属任脉经穴，又名气舍、命蒂，乃神气出入之门户，有"脐通百脉"之说。正如《会元针灸学》中云："神阙者，神之所舍其中也……脐居正中，如门之阙，神通先天，父母相交而成胎时，先生脐带，形如荷茎，系于母之命门。天一生水而生肾，状如未敷莲花，顺五行以生土，赖母气以相转，十月胎满，则神注脐中而成人，故名神阙。"本穴与冲、督、脾、胃等经脉密切相关，能激发各经经气，使气血流通而循行于五脏六腑、四肢百骸、五官九窍，所以神阙穴具有温通元阳、运肠胃气机、化寒湿积滞之功。主治腹泻，腹痛，腹胀，痢疾，便秘，脱肛；水肿，鼓胀，小便不利，阳气暴脱，形寒神疲等
	足三里	犊鼻穴下3寸，胫骨前嵴外一横指处	直刺1～2寸，施以程氏温针灸，针尾捻艾绒如枣核大小，施2～3炷，针灸隔日一次	足三里是足阳明胃经之下合穴，合治内腑，又是人体强壮穴之一，取之通经活络、扶正祛邪、益脾养胃、温补中焦；主治腹泻，痢疾，便秘，胃痛，腹胀等胃肠诸疾；为强壮保健之要穴

（续表）

症状	对症选穴	定位	操作手法	方义解析
肋软骨炎	内关	腕横纹上2寸,掌长肌腱与桡侧腕屈肌腱之间	直刺0.5～1寸,予中度刺激后,嘱患者深呼吸,咳嗽,疼痛立减	内关穴是手厥阴心包经之络穴,别走手少阳经,本穴又属八脉交会穴之一,通于阴维,一穴而通三经。主治胁痛、胁下痞块、心痛、心悸;胃痛、呕吐、呃逆;中风、失眠、眩晕、郁证、癫狂痫、偏头痛;热病;肘臂挛痛等
	公孙	第1跖骨基底部的前下方,赤白肉际处	直刺0.6～1.2寸,平补平泻	公孙为足太阴经脾经络穴,别走阳明,又通于冲脉,会于阴维,具有理气降逆、调畅气机之功效。主治胃痛、呕吐、腹痛、腹泻、痢疾等
腓肠肌痉挛	照海	内踝高点正下缘凹陷处	直刺0.5～0.8寸,行捻转泻法,以局部酸麻胀感并向足背放射为度	照海位于内踝尖下凹陷中,其下有胫骨后肌腱,属足少阴肾经,且通于阴跷脉,取之滋阴养血,舒缓痉挛

（续表）

症状	对症选穴	定位	操作手法	方义解析
腓肠肌痉挛	阳陵泉	胫骨内侧髁下方凹陷处	直刺1～2寸，行提插捻转补法，以局部麻电感并向下肢放射为度	阳陵泉，又名筋会、阳陵、阳之陵泉；是足少阳之脉所入为合的合上穴，为筋之会穴。历代针灸医家将之列为要穴，取筋会阳陵以调足少阳胆经经气而激发少阳之原气，贯通踝关节，舒筋通络。《灵枢·邪气藏府病形篇》中云："筋急，阳陵泉主之。"《马丹阳天星十二穴治杂病歌》中亦云："膝肿并麻木，冷痹及偏风，举足不能起，坐卧似衰翁，针入六分止，神功妙不同。"
荨麻疹	风池	胸锁乳突肌与斜方肌上端之间的凹陷中，平风府穴	针尖微下，向鼻尖方向斜刺0.8～1.2寸，本穴深部中间为延髓，必须严格掌握针刺的角度与深度	主治感冒、鼻塞、衄衄、目赤肿痛、羞明流泪、耳聋、口眼歪斜等外风为患者；中风、癫痫、头痛、眩晕、耳鸣等内风为患者；以及颈项强痛者

（续表）

症状	对症选穴	定位	操作手法	方义解析
荨麻疹	曲池	屈肘成直角,在肘横纹外侧端与肱骨外上髁连线中点	直刺0.5～1寸,平补平泻,使之得气以为度	曲池为手阳明大肠经之合穴,大肠经与手太阴肺经互为表里,肺主一身之皮毛,故针曲池穴可宣通肺气、解肌透表、调和营卫,是程老用治瘾疹,湿疹,瘰疬等皮肤病之常用腧穴,还可用于手臂痹痛、上肢不遂;热病、高血压、癫狂;腹痛、吐泻;五官疼痛等病症的治疗。《马丹阳天星十二穴治杂病歌》中云:"曲池……遍身风癣癞,针着即时瘥。"
	血海	屈膝,在髌骨内上缘上2寸,当股四头肌内侧头的隆起处	直刺1～1.5寸。简便取穴法:患者屈膝,医者以左手掌心按于患者右膝髌骨上缘,2～5指向上伸直,拇指约呈45°角斜置,拇指尖下是穴。对侧取法仿此	血海属足太阴脾经,脾主统血,故而程老常用本穴主治瘾疹、湿疹、丹毒以及月经不调、痛经、经闭等血分病证

（续表）

症状	对症选穴	定位	操作手法	方义解析
血痹（下肢）	三阴交	内踝尖上3寸,胫骨内侧面后缘	直刺1～1.5寸,先泻后补,孕妇禁针	三阴交属足太阴脾经,又为足三阴经交会穴,有通调阴经之气,补脾调血之效;主治下肢痿痹;肠鸣腹胀、腹泻等脾胃虚弱诸症;月经不调、带下、阴挺、不孕、滞产、遗精、阳痿、遗尿等生殖泌尿系统疾患;心悸、失眠、高血压以及阴虚诸症
	太溪	内踝高点与跟腱后缘连线的中点凹陷处	直刺0.5～0.8寸,得气以（局部或远端出现酸、麻、胀、重）为准,行平补平泻	太溪为足少阴经原穴,可益肾滋水、补益元气、祛寒湿、通经络
	太冲	足背,第1、2跖骨结合部之前凹陷中	直刺0.5～0.8寸,行平补平泻法	"肝主筋",故取足厥阴肝经之原穴太冲以柔肝祛风,舒筋止痛。根据"腧穴所在,主治所在",本穴主治下肢痿痹,足跗肿痛等。又可循经配伍治疗中风、癫狂惊风,小儿惊风;头痛、眩晕、耳鸣、目赤肿痛、口㖞、咽痛;月经不调、痛经、经闭、崩漏、带下;胁痛、腹胀、呕逆、黄疸;癃闭、遗尿等病证

（续表）

症状	对症选穴	定位	操作手法	方义解析
聚证腹胀	天枢	脐中旁开2寸	直刺1～1.5寸,得气后即有酸、麻、胀感觉,并用灸法	天枢穴属足阳明胃经,为大肠之募穴,故能治肠病,主治腹痛,腹胀、便秘、腹泻、痢疾等胃肠病;以及月经不调,痛经等。程老临床中常针刺双侧天枢穴,以温经通络、行气活血,程老认为针灸本穴可改善局部微循环,加速胃肠蠕动,从而减轻腹胀症状
	气海	前正中线上,脐下1.5寸	直刺1～1.5寸;并用灸法	气海属任脉之经穴,为肓之原穴,可疏导任脉,主一身之气机,气海穴的临床应用非常广泛,主治水谷不化、绕脐疼痛、腹泻、痢疾、便秘;脏气衰惫、虚脱、形体羸瘦、乏力;小便不利、遗尿;遗精、阳痿、疝气;月经不调、痛经、经闭、崩漏、带下、阴挺、产后恶露不止、胞衣不下;水肿、气喘等一切与"气"密切相关的疾病。程老认为气海有调补下焦气机的作用,盖气得寒则滞,得热则行,寒则急,热则纵,故灸天枢、气海能行气,气行则聚散,聚散则痛止

（续表）

症状	对症选穴	定位	操作手法	方义解析
聚证腹胀	足三里	犊鼻穴下3寸,胫骨前嵴外一横指处	直刺1~2寸。并用灸法	聚证反复发作,脾气损伤,故用足三里调理肠胃、健脾和中以扶正气
	上巨虚	在犊鼻穴下6寸,足三里穴下3寸	直刺1~2寸,平补平泻	上巨虚穴是手阳明大肠经之下合穴,合治内腑,主治肠腑疾病。《灵枢·邪气藏府病形篇》中云,"荥输治外经,合治内府","大肠病者,肠中切痛而鸣濯濯,冬日重感于寒即泄,取巨虚上廉"。本穴主治肠鸣、腹痛、腹泻、便秘、肠痈等肠胃疾患。《金匮要略》亦指出,"聚者腑病也",上巨虚为大肠经的下合穴,"所入为合,主气逆而泄",故而取之行气散聚止痛
盆腔炎	三阴交	内踝尖上3寸,胫骨内侧面后缘	直刺1~1.5寸,平补平泻	三阴交属足太阴脾经,又为足太阴脾经、足厥阴肝经、足少阴肾经三经之交会穴,也是三阴脉之气会也,取之可调补脾胃、滋养阴血、益肝肾;是程老用治消化、泌尿、生殖系统特别是妇科疾病之主穴

症状	对症选穴	定位	操作手法	方义解析
盆腔炎	太冲	足背，第1、2跖骨结合部之前凹陷中	直刺 0.5～0.8 寸，进针有酸、麻、胀等得气感后，行平补平泻捻转加小幅提插手法	太冲为足厥阴经之原穴，主治月经不调、痛经、经闭、崩漏、带下；胁痛、腹胀、呕逆、黄疸；癃闭、遗尿等，又可用治中风、癫狂痫、小儿惊风；头痛、眩晕、耳鸣、目赤肿痛、口歪、咽痛；下肢痿痹、足跗肿痛等。足厥阴肝经绕阴器、循小腹，且"女子以肝为先天"，故取此穴起到疏肝理气、解痉止痛的作用
	中渚	手背，第4、5掌骨小头后缘之间凹陷中，当液门穴后1寸	直刺 0.3～0.5 寸，泻法	中渚为手少阳三焦经之输穴，经云，"三焦别出于十二经之原"，故可治其他多经之病，且"输主痛"，故中渚有止盆腔炎腹痛的特殊作用

（续表）

症状	对症选穴	定位	操作手法	方义解析
风火牙痛	风池	胸锁乳突肌与斜方肌上端之间的凹陷中,平风府穴	针尖微下,向鼻尖斜刺 0.8～1.2寸。本穴深部中间为延髓,必须严格掌握针刺的角度与深度	风池穴是足少阳胆经之经穴,同时又是足少阳与阳跷脉、阳维脉之交会穴。主治感冒、鼻塞、衄衄、目赤肿痛、羞明流泪、耳聋、口眼歪斜等外风为患者;以及中风、癫痫、头痛、眩晕、耳鸣等内风为患者。《灵枢·经脉篇》在论述胆经之循行及主治中说道:"是主骨所生病者:头痛、颔痛……",齿为骨之余,此处取之疏解表邪,祛风清热以止痛
	合谷	在手背,第1、2掌骨间,当第2掌骨桡侧的中点处。简便取穴:以一手的拇指指骨关节横纹,放在另一手拇、食指之间的指蹼缘上,当拇指尖下是穴。又名虎口	针刺时手呈半握拳状,直刺 0.5～1寸,快速提插捻转,使患者有酸胀得气感	合谷穴属于手阳明大肠经,主治齿痛、手腕及臂部疼痛、口眼歪斜、感冒发热等症。手阳明经支脉入下牙龈,故取其原穴合谷以清阳明之热

（续表）

症状	对症选穴	定位	操作手法	方义解析
胃下垂	中脘	前正中线上,脐上4寸;或脐与胸剑联合连线的中点处	针尖斜向上刺入0.8～1寸,使针感向上放射至剑突处	中脘乃胃经募穴,八会穴之腑会,配合胃经之下合穴足三里,能起到健脾和胃、升举中气的作用,但在针刺操作中,中脘采取升提的补法使针感向上放射至剑突处,但不宜过上,不宜超过剑突至膻中,不然易产生胸闷不适,诚之诚之
	足三里	犊鼻穴下3寸,胫骨前嵴外一横指处	针尖向上刺入0.8～1寸,使之得气过膝,中等强度刺激	足三里为胃的合穴,针刺足三里,循经上行入腹到达胃腑内,可疏通经络,升举下陷的中气,调节脏腑的功能主治胃痛,呕吐,嗳膈,腹胀,腹泻,痢疾,便秘等胃肠诸疾,为强壮保健要穴

（续表）

症状	对症选穴	定位	操作手法	方义解析
胃下垂	百会	后发际正中直上7寸;或当头部正中线与两耳尖连线的交点处	升阳举陷用灸法	"陷下者灸之",百会为百脉之会,位于巅顶,贯达全身。头为诸阳之会,百脉之宗,而百会穴则为各经脉气会聚之处,其穴性属阳,又于阳中寓阴,故能通达阴阳脉络,连贯周身经穴,对于调节机体的阴阳平衡起着重要的作用,主治脱肛、阴挺、腹泻;中风、痴呆、癫狂痫、痫病、瘛疭;头风、头痛、眩晕、耳鸣、惊悸、失眠、健忘等。灸之可起升阳举陷之功
	列缺	桡骨茎突上方,腕横纹上1.5寸,当肱桡肌与拇长展肌腱之间。简便取穴法:两手虎口自然平直交叉,一手食指按在另一手桡骨茎突上,指尖下凹陷中是穴	向上斜刺0.5~0.8寸,使之有酸胀感	列缺穴别名童玄、腕劳,为手太阴肺经络穴,又为八脉交会穴之一,通任脉,与位于胸腹正中线的任脉直接相通合于肺系、胸膈、咽喉,故可治肺、大肠及任脉的病变,治疗范围较广。有宣肺理气、通经活络之功。亦是调和经气重要之处,有着使经脉的表里相通,贯通两经间的阴阳之气,加强其散布传注之功效,达到阴阳平衡

（续表）

症状	对症选穴	定位	操作手法	方义解析
小便不畅	关元	前正中线上,脐下3寸	直刺1～1.5寸,施以提插捻转平补平泻法0.5 min。孕妇慎用	关元为足三阴经与任脉交会,又为人体元气所生之处,用以振奋肾气,固摄下元。《千金要方》有云:"绝子,瘀血在内不下,胞转不得尿,小腹满,石水痛,刺关元……"本穴主治五淋、便血、尿血、尿闭、尿频;中风脱证、虚劳冷惫;少腹疼痛、腹泻、痢疾、脱肛、疝气;遗精、阳痿、早泄、白浊;月经不调、痛经、经闭、崩漏、带下、阴挺、恶露不尽、胞衣不下等
	至阴	足小趾外侧趾甲角旁0.1寸	浅刺0.1寸。胎位不正用灸法	至阴为足太阳经之母穴,足少阴肾经所发,因虚水泉不利,权当补之,取"虚则补其母"之意;本穴还可用治胎位不正、滞产;头痛、目痛、鼻塞、鼻出血等病证
	曲泉	屈膝,当膝内侧横纹头上方,半腱肌、半膜肌止端前缘凹陷中	直刺1～1.5寸	曲泉为足厥阴经之母穴、合穴,以养其肝,同时肝脉络于阴器,前阴为患,取无旁贷。临床中还可用治月经不调、痛经、带下、阴挺、阴痒、产后腹痛;遗精、阳痿、疝气、小便不利;膝髌肿痛,下肢痿痹等病证

（续表）

症状	对症选穴	定位	操作手法	方义解析
小便频数	肾俞	第2腰椎棘突下,旁开1.5寸	直刺0.5～1寸	肾俞是肾脏的背俞穴,肾与膀胱相表里,本穴主治遗尿,遗精,阳痿,月经不调,带下等生殖泌尿系疾患。还可用治腰痛;耳鸣,耳聋等,起温肾益气固摄之功
	委中	腘横纹中点,当股二头肌腱与半腱肌肌腱的中间	直刺1～1.5寸,注意针刺时不宜过快、过强、过深,以免损伤血管和神经	因病位在膀胱,故取足太阳经之合穴委中振奋膀胱机能。本穴常用于治疗小便不利,遗尿;腰背痛,下肢痿痹;腹痛,急性吐泻及丹毒等

注:上表中配穴处方如无特别标注者,均予留针30min,隔日针刺一次,10次为1疗程。

第六节　程子俊"根－过－结"配穴理论经验总结

一、"根－过－结"配穴理论的定义

"根－过－结"配穴理论源自于"根结理论"与中药"君、臣、佐、使"配方原则的启示与发挥。

根穴:病变经脉上肢、下肢远端取穴。多为井穴、荥穴和输穴,亦当四诊合参,八纲辨证,理清表里、虚实、寒热进行选穴,可

为一穴或多穴,为君穴。

过穴:沟通根穴,结穴的穴位。可为根穴所在经脉上取穴,亦可为同名经脉或表里经上取穴,为臣穴。

结穴:病变处周围取穴,取穴应遵循经脉辨证,亦可为一穴,多穴,为佐使穴。

二、"根－过－结"配穴理论的适用范围

"根－过－结"配穴理论的适用范围为头胸腹腰背及上肢腕关节以上、下肢踝关节以上范围的病变。

三、典型病例

1.病例1:眶上神经痛

张某,女,52 岁,门诊号:0566

主诉:眼眶疼痛反复发作半年余。

病史与体格检查:患者半年前无明显诱因下出现眼眶周围疼痛,反复发作,曾多次就诊,服药(具体药物不详)后好转但仍反复发作。遂来我科就诊,刻下:眼眶周围疼痛,纳差,夜寐差,舌红苔黄腻,脉弦细。

辨证:少阳湿热证。

选穴:根穴:足临泣;过穴:光明、外关;结穴:阳白。

按语:患者经两个疗程治疗后症状缓解,随访 3 个月后未复发。

2.病例2:吐舌症

蒋某,女,73 岁,门诊号:0618

主诉:不自主吐弄舌 2 月余。

病史与体格检查:患者自 2 月前无明显诱因出现吐舌、抿嘴、嘴角眼角抽动,难以自控,平躺缓解,遂至我院针灸科门诊求治,

刻下:不自主吐舌,抿嘴,嘴角眼角抽动,难以自控,舌边滑,苔裂中腻,脉弦数。

辨证:阳明热证。

取穴:根穴:陷谷;过穴:曲池,合谷;结穴:地仓,承浆。

按语:患者接受 10 次治疗,不自主眨眼症状已除,吐舌、抿嘴症状减轻。

3.病例 3:腰椎间盘突出症

顾某,男,40 岁,门诊号:0536

主诉:腰部疼痛牵及右下肢 10 余年,加重 3 日。

病史及体格检查:患者 10 年前出现腰部疼痛牵及右下肢,时轻时重,未接受正规治疗,每逢劳累、阴雨天气症状加重,近 3 日患者劳累后腰腿疼痛症状加重,遂来我科求治,刻下:腰部疼痛牵及右下肢,纳差,夜寐欠安。查体:腰椎弧度平直,L4、L5、S1 棘突旁压痛(＋),直腿抬高试验右侧(＋),左侧(－),CT 扫描示:L4～L5,L5～S1 椎间盘突出,舌淡胖,苔腻,脉弦。

辨证:太阳经证。

取穴:根穴:申脉;过穴:跗阳;结穴:腰俞、腰阳关、大肠俞。

按语:患者接受一疗程治疗,腰腿痛症状明显减轻。

四、讨论与体会

1."根-过-结"配穴理论是对"根结"理论的发挥

"根结"理论首见于《灵枢·根结》,《广雅》《太素》《标幽赋》将其发展完善。程老在古文献的启示上,和临床工作的实践中,对古代的"根结理论"有以下几点发挥。

1)根结定义的发挥

根结理论用于经络理论中,"根",是经气所起的根源处,为四肢末端的井穴;"结",是经气所归的结聚处,在头面、胸腹的一定部位和器官。程老认为"根",在经络来讲是经气的根源处,在病证来讲是证型的根本,其部位不仅是四肢末端的井穴,而是四肢末节的穴位,犹以腕踝关节以下的穴位为主。"结"是病变经络的经气纠结处,是病变所在之处,多为病变周围取穴。

2)适用病证的拓宽

文献中的根结理论多用于治疗头胸腹等病证,程老将适应病证拓展为经脉疾病,均可用程老之"根-过-结"配穴理论配穴治疗。

3)临床配穴的发挥

在"根结理论"的指导下,多用井穴或井穴与结穴配合治疗头胸腹相关疾病。但井穴的疼痛常常限制其临床的广泛使用。"根-过-结"配穴理论对根穴、过穴、结穴重新定义,配合使用,使其主治范围、临床可行性大大提高。

2."根-过-结"配穴理论是对针灸配穴与方剂配方的有机对照

方剂配方原则要求有君臣佐使,本配穴理论效仿中药配方,有君穴、臣穴、佐使穴,穴位处方搭配亦当在八纲辨证的基础上进行组合,并要注重同名经配穴、阴阳经配穴,以达到贯通经脉气血和"阴中求阳,阳中求阴"之目的。

3."根-过-结"配穴理论受自然科学的影响

"根-过-结"配穴理论的适用范围如上文所示,其理论的形成源于取类比象的思维方式,人体躯干和四肢腕踝关节以上部位犹如树之树干和枝叶,上下肢腕踝关节以下犹如树根,树干树叶的问题多来源于根的问题,人亦可以如此取类比象,体现天人合一的思想。

4. 本理论经得起临床验证

本理论来自临床,经过总结归纳后再用于临床,亦经得起临床的再检验,其简便易掌握,可行性强,值得推广。

【针道杂谈篇】

第五章 针灸讲义，集粹传心

第一节 论标本、根结、气街、四海

一、关于标本

首先，讲讲"标本"，中医学里的标本含义很多，如发病的先后，先病称"本"，后病称"标"。人体正邪相峙时，正气称"本"，病邪称"标"。在针灸经络理论中，标本的概念主要是指经络腧穴分布的上下，需阐明的是，这些上下部位具有相对性。"标"有上的含义，"本"有下的含义，头、面、胸、背位置较高在上，其部位称"标"，四肢末端位置较低在下，其部位称"本"。标本理论在诊断和辨证取穴中具有重要价值。如《灵枢·卫气篇》说"下虚则厥"，"上虚则眩"，这就说明了当本虚时出现"四肢厥冷"，标虚时则"头目眩晕"。在辨证取穴中根据配穴原则，上病下取、下病上取、标病取本、本病取标。如胸闷取内关，胁肋痛寻支沟，脱肛取百会，急性腰扭针取人中，头痛取至阴等。

历代标本理论的应用体现如下。

1. 六气之标本

六气之标本即风寒暑湿燥火为本,三阴三阳为标,是为标本中气之论。六气之阴阳标本可以推测六气及其所致的气候、病候的变化规律。如《素问·至真要大论》云:"帝曰:'六气标本,所以不同奈何?'岐伯曰:'气有从本者,有从标本者,有不从标本者'。帝曰:'愿卒闻之。'岐伯曰:'少阳太阴从本、少阴太阳从本从标、阳明厥阴不从标本从手中也。故从本者化生于本,从标本者有标本之化,从中者以中气为化也。'"

2. 医患标本

医患标本即患者为本、医工为标,医师所施行的治疗方法需要通过患者起作用。在疾病治疗过程中,患者及其疾病为本,医师及其治疗手段为标。

3. 体内结构

内脏为本、肢体为标。

4. 病脏间的标本

在水液代谢及水肿病的病机中出现。如《素问·水热穴论》云:"其本在肾,其末在肺……标本俱病,故肺为喘呼,肾为水肿,肺为逆不得卧,分为相输俱受者,水气之所留也。"

5. 病发先后主次之标本

先发的主要的病证为本,后继出现的较为次要的病证为标。辨明标本是正确施治的前提,不知标本,治疗就会陷于盲目。如《素问·标本病证论》云:"皇帝问曰:'病有标本,刺有逆从奈何?'岐伯对曰:'凡刺之方,必别阴阳,前后相应,逆从得施,标本相移,故曰有其在标而求之于标,有其在本而求之于本,有其在本而求之于标,有其在标而求之于本。故治有取标而符者,有取本而得者,有逆取而得者;有从取而得者。故知逆与从,正行无间,知标本者,万举万当,不知标本,是谓妄行。'"

6.十二经标本

足三阳的标部都在头面;足三阴之标部都在舌部及背俞穴;手三阳之标部都在头面,与足三阳标部相通;手三阴之标部在胸部及背俞穴。标本理论旨在说明十二经脉以四肢为根为本,以头面、躯干为标为结,人体四肢与头面、躯干的内在联系。四肢为经脉的根本,经脉之根起源于四末,沿其经向上联系并终止于头面、躯干,是以十二经脉气血运行说明四肢末端与头面、躯干的特定联系,突出了四肘、膝关节以下的经穴与机体远端部位的有机联系,四肢与躯干经脉的远近联系。远是指远心部位,即四肢;近是指近心部位,即头面、躯干。手三阳经从胸走手,手三阳经从手走头,足三阳经从头走足,足三阴经从足走腹就体现了这种关系。

二、关于根结

根是根本、开始,结是归结、结聚。但根结与标本有一致性,根即本,结即标,在分布上根在四肢末端,结在躯干头面。根结的具体内容为:十二经的根在四肢末端的井穴[即五输(俞)穴中的井穴],结则是分布在头、面、胸、腹。根结的应用同于标本,也就是说根穴即井穴,位于四肢末端,长于治全身性疾病。"头面之疾必至阴",就是源于太阳经结于头面,而根于小趾的道理。反之,头面胸腹的穴位也能治疗四肢部位的疾病,如"关元治半身不遂""人中治急性腰扭伤"等。我们认为,根结在临床上的应用既可以单独运用也可以合并应用。

(一)"根"部穴位的运用

这里所称为"根"的部位也就是五输穴中的井穴,由于这个部位是十二经脉之气交错联系的地方,在《灵枢·动输》中有"夫四末阴阳之会者,此气之大络也"的论述,就是说四末是阴阳经气流注交接的重要部位,能主治全身性疾病。历代针灸医家根据上病下取的方法,在临床上多有应用。如足太阳经之根在小趾结于头目(睛明穴),故在《针灸聚英》中有"头面之疾针至阴"的论述,而足太阳与足少阴相为表里,故取足少阴经的井穴涌泉治疗项部、头面部疾病。在《针灸大成》里即有专取井穴治疗多种疾病的方法,如手太阴肺经井穴少商可以治疗胸膺胀闷、缺盆中疼痛、咳嗽、气喘、咽痛、喉肿等疾患;又如手少阴心经井穴少冲治疗心痛、烦渴、手臂逆冷、胁肋疼痛、心中闷、癫狂等疾患。在近代临床上也有疝气取大敦穴,乳少取少泽穴,昏厥取中冲穴,崩漏取隐白穴,梦魇取厉兑等。以上案例都是根穴理论在临床上的具体应用。关于根部穴位在肘膝以下的应用,体现如下:治疗心胸腹部疾患"胸满腹痛刺内关""脾心痛极寻公孙""通里治心痹"等。又如治疗"肩背疼取肘前三里""申脉治腰背不可俯仰""胁肋痛取外关透内关"等。再如治疗头、目、颈项部疾患,"头风头痛刺申脉""头项寻列缺"等,以上这些案例都是前人的经验论述,并为近代临床所应用,用以阐明"四肢肘膝以下部位的腧穴"除了可以主治其穴位所在部位的局部疾患外,更能治疗头、面、胸、腹、背部的疾患。由于根结理论主要是阐明经气的通贯、集中与弥散的影响,因此,它所指的部位比较广泛,在临床上也就具有更为普遍的指导意义。

(二)"结"部穴位的应用

"结"是指经气散步于头、胸、腹、背的部位,这些部位在经络学说中又成为气街,《内经》中指出:"胸气有街,腹气有街,头气有街，胫气有街。"所以结的取穴法实际上就是气街理论在临床上的应用。气街或者说是根结中的结，主要是论述经气集中于躯干、头面等部位，亦阐明这些部位既可治疗其局部的脏腑疾患，又可治疗其远端部位的四肢疾患。如头脑部疾患取头部腧穴，心肺疾患取胸背部腧穴，肝、胆、脾、胃、大小肠和肾、膀胱等疾患可取腹背部腧穴，这是结与气街理论的局部应用方面。另外四肢方面的疾患，也可取用头面、躯干部的有关腧穴，如《千金方》中用"神庭治下肢瘫痪"，用"中冲治昏厥"，《外台秘要》用浮白治疗腿足痿软等。

历观针灸文献，在结部穴位的局部应用方面有很多论述，如"面肿虚浮，取水沟、前顶"；"耳聋气闭，取听会、翳风"；"悬颅、颔厌治偏头痛"；"睛明、太阳治目疾"。又如"取中脘、梁门、天枢、胃俞、大肠俞等治疗脘腹胃肠疾患"。针灸临床中常用的"俞募配穴法"就是从结的方面配方取穴的案例。

关于结部穴位的远道应用，是以根结所述的上下、内外经气有对应作用的原理作为其针灸临床应用的选穴依据，上病下取，内病外取，可以说四肢肘膝关节以下的腧穴能治头胸腹背部疾患，基于同一原理，下病也可以上取，外病也可以内取，故头面胸腹背脊部腧穴也可以治疗四肢疾患，如取"神庭穴治疗四肢瘫痪""风府穴治腿脚部疾患"。又如"四肢瘫痪，遍身剧痛，灸取肾俞穴""灸关元可治半身不遂"，"人中治疗急性腰扭伤"等，近代医家在临床上也是普遍应用。

（三）根结穴位在临床上的配合应用

以上主要说明针灸治疗在根与结单独上的临床应用。此外，根据穴位在临床上可配合应用。此即近代所称的局部取穴与远道配穴相结合的方法，从古代针灸文献中记载很多，主要可分为两个方面：一种是本经根结的相互配合，一种是各经根结的相互配合。如"痉病项强，取天柱配束骨"，"痞块疝气，取期门配大敦"。又如"治疝气关元配大敦"，"治昏厥百会与隐白相配"，"头顶痛取百会配太冲"等，近代医家在临床上也应用很广。

三、关于气街

从《灵枢·动输》的"四街者，气之径路也"至第六版《经络学》教材明确地将气街定义为"气街，是经气汇聚、纵横通行的共同道路"，气街的概念内涵发生了较大的变化。我们认为，气街是以标本、根结经气流注的方式来论述诸经脉之气的共同循行之径路和集散区域，突出了头、胸、腹、胫部位经气的横向联系。

《灵枢·卫气第五十二》曰："请言气街：胸气有街，腹气有街，头气有街，胫气有街。故气在头者，止之于脑。气在胸者，止之膺与背俞。气在腹者，止之背俞与冲脉于脐左右之动脉者。气在胫者，止之于气街，与承山踝上以下。"也就是说：气街部位明确在头、胸、腹、胫四部位，除头气街未指出其腧穴所在，胸、腹、腔气街皆指出治疗相应的腧穴如背俞、气街、承山以及取穴部位的范围如膺、冲脉于脐左右之动脉、踝上下，且经气到头部的（手、足三阳）都联系脑，经气到胸部的（手三阴）都联系膺（胸前）和背俞（肺心），经气到腹部的（足三阴）都联系背俞（肝脾肾）和腹部的冲脉，经气到下肢的都联系气冲部。气街理论就是着重阐明头脑及躯干部位是经气汇合通行的共同通路，基于这一原理，可以说分布在这些部位的腧穴，既能治疗其局部和有关内脏的疾病，又可以治疗四肢部分的疾病。其中以脏腑背俞与募穴的相应关系最为明显。如中府与肺俞相配治疗咳嗽、哮喘、胸闷等证，也可治疗背胛部位的疼痛、屈伸不利等。

四、关于四海

海是水流归聚之所，十二经气血像百川归海一样汇聚到一定部位就形成了海的概念。《灵枢·海论篇》把水谷、气、血、髓四者汇聚之所称为"四海"，即"脑为髓海，膻中为气海，胃为水谷之海，冲脉为十二经之海，又称血海"。四海的部位与气街相似（脑为髓海，膻中为气海，胃为水谷之海，冲脉为十二经脉之海）髓海街头部，气海街胸部，水谷之海街上肢部，血海街于下肢部。各部相互联系并支持全身气血津液。四海的划分与气街相似，当经络运行的气血精微汇聚在一起时，就形成了四海。而经气在头、胸、腹、胫的通行径路就是气街，二者的部位基本一致。当四海有余或者不足时，就会出现某些病证，如气海有余则"气满胸中"，即气盛壅满于胸中；气海不足时"气少不足以言"，即气少说话无力；血海有余或者不足则"常想其身大或其身小"，即自觉身体庞大或身体较小，或自觉有物跟随；水谷之海有余则"腹满"，即腹部胀满，水谷之海不足则"饥不受谷食"，即饥饿也吃不下东西；髓海有余则"轻劲多力"，即身体轻促，动作有力；髓海不足则"脑转耳鸣，胫酸眩冒"，即头脑眩晕、耳鸣、胫膝酸软、昏闷。可选用四海中相应腧穴调治（脑上腧是百会，下腧是风府，气海上腧是大椎、哑门，前腧是人迎，水谷之海上腧是足三里，血海上腧是大杼，下腧是巨虚、上下廉）。

五、程氏"通脱法"理论来源中"根结、标本"的临床意义

根结、标本理论反映了十二经脉向心性的行气输法，十二经脉以四肢部的腧穴为"本""根"，为经气所出之处，水之源头，若无本、根，则为"无本之木""无水之源"。临床之"治病必求于本"，该理论强调肘膝以下诸穴的重要性，为五输穴等特定穴的应用及临

床取穴法则提供了理论依据。

（一）注重肘膝以下特定穴

从腧穴的治疗作用看，针刺四肢部的腧穴易激发经气，针感较强，调节脏腑的功能较为明显，所以四肢部，尤其是肘膝以下的腧穴主治病证的范围广，不仅能治所在局部病证，还能治疗远道腧穴部位的脏腑病、躯干病、头面、五官病等。四肢肘膝以下部分有很多特定穴，而临床常取这些腧穴以治疗有关疾病，其取穴依据就因为肘膝以下是"根"与"本"所在的部位。如原穴、络穴、五输穴均位于肘膝以下部位，临床多取原穴、络穴、五输穴单独运用或者原络配穴、五输配穴，治疗相应脏腑以及经脉循行所过部位的病证。

（二）是远道取穴法的理论依据

根结、标本理论阐述了经气循行相连的关系，主要表现为上、下对应关系，成为上下取穴、配穴法的理论基础。

如：上病下取：牙痛—内庭

下病上取：脱肛—百会（上—结、标）

上下同取：牙痛—合谷、内庭（下—根、本）

可见，结标与根本间经气互通，即上下相通，故可结标、根本互治。根本穴（四肢肘膝关节以下）治疗结标部（头面、躯干）病；结标部（头面、躯干）穴也可治疗根本（四肢）部病。如《千金方》中用神庭治下肢瘫痪，中冲治昏厥等。

（三）标结理论的运用

（1）俞、募穴均为十二经脉"结"与"标"所在部位，取其独用或配伍应用，调节经脉之气，以治疗有关的病证。

（2）面针、耳针等均以标结理论为指导，因人体经气聚结于面部、耳部,故在这些部位行针可调节经气以恢复正常的平衡状态。

（四）根结理论与标本理论的相同点

根结理论与标本理论大多数合称为"根结标本",成为针灸理论中一个重要组成部分。

1.都突出了四肢穴位的重要性

从根结标本的分布部位来看,根和本同指四肢,结与标皆指躯干。根结标本,除根穴特指井穴外,都指人体大致的区域,即本指四肢末端至肘膝部位,应当包括五输穴、原络穴、郄穴、八脉交会穴、六腑下合穴等特定穴,结与标指头面腹背的相应部位,可以认为:根结标本这种部位的概念比某一具体穴位的意义更大。另外从根结标本的具体含义来看:根结是表示经脉循行联络的关系,突出了经脉径路的联系。标本是说明经气集中与扩散的关系,着重于经脉脉气的弥散影响。两者互相补充,共同阐明了经气上下内外相应的原理。

由此可见,根结与标本都是论证了四肢与头面躯干的密切联系,强调以四肢部为"根"为"本",头身部为"结"为"标",从而突出了四肢穴位的重要性。

2.都体现了向心性循环的特点

经脉的根部与结部,多数是指经穴,其意义主要在于强调经脉全部起始于四肢末端,终止于头胸腹部。《灵枢·根结》云:"九针之穴,要在终始,故能知终始,一言而华,不知终始,针道咸绝。"杨上善注:"终始,根结也。"张志聪注:"终始者,经脉血气之始终也。"可见,根结是为说明经脉的起始终止规律而设,经脉起始于根,四肢末端是根本;经脉终止于结,头胸腹部为归结。经脉的根结理论足以证实正经全部根于四肢末端而结于头胸腹部,这是十二正经全部起始于肢端,终止于头身的又一证明。在一定意义上,根本、标结两者是有向心性循行的规律,而这种规律也反映出早期针灸理论,尤其是经脉循行的特点。

3. 都是临床应用与常用的选穴配穴方法

根结理论与标本理论中的根本部穴位可广泛地应用于治疗局部或邻近疾病,上部疾病以及全身性疾患,其中的上病下取和整体治疗作用更为突出。结标部穴治疗可广泛地用于局部或邻近疾病,下部疾病的治疗,但以治疗局部疾病较为常用,而根结标本穴位结合应用则更为针灸临床所普遍采用。

根结理论与标本理论虽各有小异,但其相通点不论从意义还是临床运用上都是很重要的,所以两者合称为根结标本理论。

第二节　浅谈《灵枢·官针》篇中"五刺""九刺""十二刺"的内容及分类

《灵枢·官针》中记载的各种刺法,主要是讨论如何使用九针来治疗不同病证。其中所讲到的"五刺"是针对五脏有关病变而提出的,正如《灵枢·官针》云:"凡刺有五,以应五藏。"即是以五脏应合筋、脉、肉、皮、骨五体的关系分为 5 种刺法,故又名其为"五脏刺";"九刺"的内容主要是讨论 9 类不同性质的病变,应运用 9 种不同的刺法,《灵枢·官针》云:"凡刺有九,以应九变。"所谓变者,是指不同性质的病变,以九针应九变,故名"九刺"。另有根据病变部位的深浅、大小等不同,提出了刺浅、刺深和发针多少以及运用不同的针刺角度,以适应十二经的各种病证的"十二刺"，在《灵枢·官针》中原文提到："凡刺有十二节，以应十二经。"节，是节要的意思。由于刺法中有十二节要，所以能应合于十二经的病证，又称"十二节刺"。

总结先贤上述针法并灵活运用于当今日常临床工作，是我们的要务，下面简要介绍临床中如何进行分类及应用。

一、根据病变部位选用不同刺法

（一）刺皮肤（浅刺）

1. 毛刺

九刺的一种。原文中有"毛刺者，刺浮痹皮肤也"。张志聪注："邪闭于皮毛之间，浮浅取之。所谓刺毫毛无伤皮，刺皮无伤肉也。""浮痹"指皮肤表层的痹病，其病在皮毛，故宜浅刺，针刺时针不进入皮层，只刺入表皮，以轻刺激或轻叩去患处表皮，以不出血为度。因浅刺在皮毛，故称毛刺。指在有病变的皮肤表面（皮毛）进行浅刺的方法，临床运用广泛，主要用于治疗邪客于皮毛之间，致皮毛闭塞，气血不和而发生各种瘙痒、皮肤麻木等证，如面神经麻痹、面肌痉挛、中风后麻木、雀斑、斑秃、股外侧皮神经病等病证。现代所用的皮肤针、滚筒针皆是此类针刺的发展。

2. 半刺

五刺的一种。"半刺者，浅内而疾发针，无针伤肉，如拔毛状，以取皮气，此肺之应也"。这种刺法刺皮浅刺疾出，在肺。半刺是指快速刺入，快速出针，如拔毛状，刺得较浅不入肌层的一种方法，因其浅刺速出，好像仅刺了一半所以称"半刺"。其主要作用是宣泄浅表部的邪气，临床上适宜于治疗风寒束表、发热咳嗽喘息等和肺脏有关的疾病以及某些皮肤病。

（二）刺皮下（浅刺）

直针刺

十二刺的一种。"直针刺者,引皮乃刺之,以治寒气之浅也"。直是直对病所的意思,近代多称作沿皮刺或横刺。先挟持捏起穴位处的皮肤,然后将针刺入皮下的一种方法,这种刺法进针较浅,治疗寒气侵犯浅表络脉等部位的病证,等同于目前挟持押手进针法。

（三）刺肌肉（较深）

1. 浮刺

十二刺的一种。"浮刺者,傍入而浮之,以治肌急而寒者也",指斜向进针而向肌层横纵透刺的一种方法,治疗肌肉拘急而怕冷的病证。近代应用皮内针法,就是本法的演变。浮刺和毛刺、扬刺不同,毛刺为少针而浅刺,扬刺是多针而浅刺,与本法均有所不同。

2. 分刺

九刺的一种。"分刺者,刺分肉之间也",指斜刺直达深层肌肉的一种刺法,治疗肌肉疼痛。因为古人将深部连骨处的肌肉叫做分肉,所以称"分刺"。临床中治疗肌肉的痹证、痿证或陈伤等,均可选用,以调其经气。

3. 合谷刺

五刺的一种。"合谷刺者,左右鸡足,针于分肉之间,以取肌痹,此脾之应也"。这种刺法是在肌肉比较丰厚处,当进针后,退至浅层又依次再向两旁斜刺,形如鸡爪的分叉。"肉之大会为谷",故称合谷刺。临床上用于治疗肌痹,类似现在的多向透刺法。临床上主要用于治疗急性腰扭伤、腰肌劳损、梨状肌损伤、肱骨外上髁炎、坐骨神经痛、眼肌型重症肌无力、颈椎病等肌肉病变。

（四）刺肌腱（较深及深刺）

1. 关刺

五刺的一种。"关刺者,直刺左右尽筋上,以取筋痹,慎无出血,此肝之应也,或曰渊刺,一曰岂刺",指直刺进针,多在关节附近的肌腱上进行针刺,因为筋会于节,四肢筋肉的尽端都在关节附近,故名关刺,因针刺较深,必须注意不宜伤脉出血。由于肝主筋,所以与肝脏相应。临床上用于治疗筋痹。

2. 恢刺

十二刺的一种。"恢刺者,直刺傍之,举之,前后恢筋急,以治筋痹也"。恢,有恢复其原来的活动功能的意思。这种刺法,是专对筋肉拘急痹痛的部位四周针刺。先从傍刺入,得气后,令患者作关节功能活动,不断更换针刺方向,直对肌腱一前一后横纵多向透刺,以疏通经气、舒缓筋急。用于治疗筋痹,等同于现代的巨针刺。

关刺与恢刺主治筋痹。《类经·十九卷·第五》注:"筋急者,不刺筋而刺其傍,数举其针,或前或后,以恢其气,则筋痹可舒也。"《素问·痹论》亦载:"以春遇此者为筋痹。"《素问·长刺节论》载:"病在筋,筋挛节痛,不可以行,名曰筋痹,刺筋上为故,刺分肉间,不可中骨也。"其主要症状为筋脉挛急、关节屈伸不利、疼痛,多发生于春季。关刺和恢刺均对四肢关节附近筋腱、韧带进行针刺。关刺指对关节附近的肌腱进行直刺;恢刺则是在肌腱四周进行针刺,并配合患者关节功能活动的刺法。临床上均可用于治肌腱、滑囊、韧带等疾病,包括各种运动性末梢病和软组织损伤,如肱骨外上髁炎、跟腱炎、腱鞘炎等。

（五）刺骨骼（深刺）

1. 输刺

五刺的一种。"输刺者,直入直出,深内之至骨,以取骨痹,此肾之应也"。输是内外输通的意思,故称输刺。这是一种直进针、直出针、深刺至骨骼的一种方法,与十二刺中的短刺、输刺相类似。用于治疗骨痹,所以称"输刺",如肩髎透极泉等。

2. 短刺

十二刺的一种。"短刺者,刺骨痹稍摇而深之,致针骨所,以上下摩骨也"。短是接近的意思,特点是指进针接近骨部而言,故称短刺。在操作进针时稍微加摇动,深刺直达骨骼,然后在近骨骼处上下提插的一种方法,用于治疗"骨痹"等深部病痛。

（六）刺络脉（浅刺出血）

1. 络刺

九刺的一种。"络刺者,刺小络之血脉也",指运用三棱针、小眉刀放血法及皮肤针等刺体表郁血的细小络脉使其出血的一种方法,治疗各种血瘀或血热的病症,由于刺在络脉上,所以称"络刺",又称刺络。多用于实证、热证及临床中各种浅刺放血法。

2. 赞刺

十二刺的一种。"赞刺者,直入直出,数发针而浅之出血,是谓治痈肿也",指运用三棱针、小眉刀散刺出血,直进针直出针,连续分散浅刺以达到出血为目的的针法,治疗痈肿、丹毒等证,这种刺法有助于痈肿的消散,故称"赞刺"。

3. 豹文刺

五刺的一种。"豹文刺者,左右、前后针之,中脉为故,以取经络之血者,此心之应也"。多刺出血。指以穴位为中心,在穴位的左右前后进行散刺，刺中细小血脉放出血络中的郁血的一种方法，因针刺出血点多，其形如豹文，所以称"豹文刺"。因为心主血脉，故本法与心气相应，能治红肿热痛等证。

上述 3 种刺法，同为浅刺出血刺络脉的方法。络刺指出了放血的部位和针刺的原则，赞刺和豹文刺进一步指导了针刺的具体操作和适应证，可以认为后者是对前者的补充。

（七）刺经脉

经刺：九刺的一种。"经刺者，刺大经之结络经分也"，指以经脉取穴，刺经脉所经过处气血瘀滞不通有结聚现象的地方的一种方法（如郁血、硬结、压痛等）。这种刺法主要治疗经脉本身的病，并单独取用病经的输穴治疗，由于直接刺大经，所以称"经刺"，如"经络触诊法"。

二、根据针刺的操作方法分类

（一）多针刺法

1. 齐刺

十二刺的一种。"齐刺者，直入一，傍入二，以治寒气小深者。或曰三刺，三刺者，治痹气小深者也"。正入一针，傍入二针。指先正中直刺一针，再在两旁各刺一针的一种方法。因三针齐用，故称"齐刺"，这种刺法与恢刺相反，恢刺为一穴多刺，或称多向刺；齐刺为三针集合，故又称"三刺"。适宜于治疗受病面积不大，而受病部位较深的痹症，临床常用于局部压痛点处，如网球肘、下颌痛、腰痛、膝痛、踝扭伤等。

2. 扬刺

十二刺的一种。"扬刺者，正内一，傍内（纳）四而浮之，以治寒气之博大者也"，指在穴位正中直刺一针，然后在上下左右斜向中心横纵透刺四针的一种方法,治疗受病部位较浅而范围较大的痹证,这种针法,分散而浅浮,含有"扬散"的意义,所以称"扬刺",本法适宜治疗寒气浅而面积较大的痹证,目前在治疗皮下结节或肿块时常采用这种针法,皮肤针中的梅花针就是扬刺法的演变。

3. 傍针刺

十二刺的一种。"傍针刺者,直刺、傍刺各一,以治留痹久居者也",是先直刺一针,再在旁边斜向刺入一针的一种方法,由于正傍配合而刺,所以称"傍针刺"。这种刺法和"齐刺"相似。多用于治疗压痛比较明显,而且固定不移、顽固不愈的痹证。

（二）间歇刺法

报刺

十二刺的一种。"报刺者,刺痛无常处也。上下行者,直内无拔针,以左手随病所按之,乃出针复刺之也"。此法是指进针后不即拔出,以左手随病痛所在上下按摩片刻,然后出针再刺的一种刺法。根据患者所报之处下针。施行手法后,询问患者针处是否痛止,另再在其他痛处下针。报,亦作"复"解,即出针后复刺的意思。用于治疗没有固定疼痛部位的游走性疼痛,和目前的间歇运针法有些类似。

（三）火针刺法

焠刺

九刺的一种。"焠刺者,刺燔针则取痹也"。随痛处取穴,以火针刺之。是指将针烧红后刺入体表的一种方法。由于这种刺法焠火后再刺,所以称"焠刺",后世医者沿袭应用又称"火针",治疗寒痹、瘰疬、乳痈、阴疽等局部病痛为主的病证。现代临床研究发现其同时还可用于治疗三叉神经痛、眩晕头痛、静脉曲张、盆腔炎、子宫肌瘤、痤疮、带状疱疹等多种内、外、妇科及皮肤科疾病。

（四）排脓刺法

大写刺。九刺的一种，"大写刺者，刺大脓以铍针也"。"写"通"泻"，排队泄出的意思，故称"大写刺"。指切开引流，排脓放血、泻水的一种刺法。现多应用于中医外科切开化脓的痈疽以排脓等方法。

三、属于取穴原则的刺法分类

1. 输刺

九刺的一种。"输刺者，刺诸经荥输、藏腧也"。刺诸经荥输、脏输，指脏腑疾病，刺诸阴（脏）经脉，可取有关经脉的肘膝以下的本输穴（荥穴和输穴）以及背俞、五脏俞（如肺俞、心俞、肝俞、脾俞、肾俞），这是一种五脏有病时的配穴原则，由于突出针刺本输穴的作用，所以称"输刺"。

2. 远道刺

九刺的一种。"远道刺者，病在上，取之下，刺府输也"。这是上病下取，循经远道取穴的一种刺法。指病在上部头面躯干，而取下肢穴位的一种方法，由于疾病部位同针刺穴位相隔较远，所以称"远道刺"，府输原指六腑在足三阳经上的下合穴，一般适宜于治疗六腑的疾病。如胃病取足三里，胆病取阳陵泉等。

3. 偶刺

十二刺的一种。"偶刺者，以手直心苦背，直痛所，一刺前，一刺后，以治心痹。刺此者，傍针之也"。一刺前，一刺后，直对病所。此法以一手按前心，相当胸部募穴等处，一手按其后背，相当于相应的背俞处，当前后有压痛处进针，一针刺在胸前，一针刺在背后，治疗心痛痹病等。这种一前一后、阴阳对偶的针法，称为偶刺,又称"阴阳刺"。临床对脏腑病痛以胸腹部募穴和背俞穴相配同刺,即属本法。等同于现在的"前后配穴法"或"俞募配穴法"。

4．巨刺

九刺的一种。"巨刺者,左取右,右取左",指左病取右,右病取左,左右交叉配穴的方法。

四、其他刺法

1．阴刺

十二刺的一种。"阴刺者,左右率刺之,以治寒厥,中寒厥,足踝后少阴也"。左右两侧穴位同用并刺,以治寒厥(如足少阴肾经内踝后的太溪穴治疗手足逆冷,脉搏微弱的寒厥)。指同时取用左右双侧相对的穴位(主要指阴经穴)进行针刺的一种方法,因其双侧对刺能治阴寒性质的疾病,所以称"阴刺",用以加强镇静和定痛。

2．输刺

十二刺的一种。"输刺者,直入直出,稀发针而深之,以治气盛而热者也"。输指输通,直入直出,以泻病邪,故称输刺。这种刺法,是垂直刺入较深处候气,得气后慢慢将针退出,乃从阴引阳,输泻热邪的一种手法,以治气盛而热的病证,与现在的强刺激针法相似。

经曰:"病浅针深,内伤良肉,皮肤为痈:病深针浅,病气不泻,反为大脓。"因此在临床中如若能够依据病位的深浅,结合病势病性,灵活采用不同的针法,做到"刺毫毛腠理无伤皮","刺皮无伤肉","刺肉无伤脉","刺筋无伤骨","刺骨无伤髓",对于提高临床治疗,具有重要的指导意义。

第三节 程氏针灸中的"五脏俞"与"膈俞"

程氏针灸很重视"五脏俞"与"膈俞"的运用。程氏认为十四经脉中穴位最多,循行线最长的是足太阳膀胱经,足太阳膀胱经循行夹脊柱两旁,脊柱两侧的五脏六腑、背俞穴都是脏腑之经气输注之处,与心、肝、脾、肺、肾、大肠、三焦、膀胱、小肠、胃、胆均有联系。本经之俞穴治疗本经循行处的病变和五脏六腑以及脑的病证,都是通过其内属脏腑,外络肢节和五脏、六腑的经气输注,经脉通络经气的作用而发挥疗效的。翻阅古代典籍文献,均指出背俞穴是脏腑之气输注于背腰部的俞穴,能调整相关脏腑功能,常用于治疗相关脏器病变。如《灵枢·背俞》篇中即载有五脏背俞穴的名称和位置。《素问·长刺节论》:"迫藏刺背,背俞也。"而《难经·六十七难》指出:"阴病行阳,阳病行阴,……俞在阳。"《素问·阴阳应象大论》中"阴病治阳"均说明背俞穴可以治疗五脏的病证。程氏认为,背俞穴与其相应脏腑的位置相邻近,与该脏腑在体表的投影相接近,且其上下排列与脏腑位置的高低基本一致。穴位的主治作用之一是近治作用,即所有的穴位均能主治所在部位局部和邻近组织器官的疾病。《素问·阴阳应象大论》指出:"阴病治阳。"《难经·六十七难》曰:"阴病行阳,……俞在阳。"即说明五脏有病常在背俞穴上出现反应,而某背俞穴找到反应点即可诊断某脏有疾,故五脏有病可以取相应的背俞穴进行治疗。从俞穴近治作用原理看,背俞穴主治相应脏腑组织疾病也是不难理解的。正如张景岳所言:"五脏属于腹中,其脉气俱出于背之足太阳经,是谓五脏之俞。"在背部腧穴中,五脏背俞穴的分布与内脏的关系最为明显。肺俞、心俞、肝俞、脾俞、肾俞 5 个背俞穴所处位置的或上或下,与相关内脏的所在部位是对应的。

现代医学研究发现,从解剖位置来看,背俞穴位于脊柱两旁的竖脊肌上,深层有脊神经后支的内侧皮支。脊神经后支自椎间孔处由脊神经分出,后沿上关节突外侧向后行,其外侧支进入竖脊肌,内侧皮支分布背深肌和脊柱。脊柱两旁的交感干神经节借助节间支连接成左右两条交感干神经,31 对脊神经都与交感干之间联系。交感神经干交通支于脊神经的连接点在体表的投影与背俞穴密切相关。针刺背俞穴时,针尖经竖脊肌沿棘突两侧进入,可以刺激脊神经前支、后支及交感神经干。实验研究证明,对针刺而言,交感神经节后纤维的末梢释放一种最重要的儿茶酚胺——肾上腺素。针刺背俞穴时刺激到交感神经节后纤维,此时肾上腺素就会释放到周围的组织和靶器官中,从而强有力地抑制交感神经系统的功能。而且,针刺背俞穴还能引起乙酰胆碱释放,使乙酰胆碱的活动增强而影响多组织、多器官的生理活动。由此可见,针刺背俞穴能影响交感神经末梢多种化学递质的释放,从而通过神经体液的调节影响各组织器官的生理功能。

从神经节段理论来看,背俞穴的分布规律与脊神经节段性分布大致吻合,同时内脏疾病的体表反应区常是相应穴位所在,针刺背俞穴是一种对身体的良性刺激,其作用于躯体感觉神经末梢及交感神经末梢,通过神经的轴突反射和节段反射途径作用于脊髓相应节段中的自主神经中枢,调整内脏功能。此外,针刺的良性信息会作用于大脑皮质,激发高级神经中枢的整合、调整功能,产生一系列神经体液的调节机制,达到恢复生理平衡、消除病理过程,抵御疾病的目的。

程氏总结多年的临床工作经验，对背俞穴的应用尤其是"五脏俞"与"膈俞"的运用颇具心得，现将其简要分述如下。

1. 心俞

《内经》云：心为君主之官，以其主宰一身。凡语言、行动、意识、思想，均受心主的支配。心藏神，神病即心病，如心血不足，则虚烦不眠；心火太过，则心悸闷乱；心中气郁，则忧愁不乐；心气不足，则神怯语迟；失志伤心，则痴呆健忘；痰浊入心，则神昏不省；中风心急，汗出唇赤，多半身不遂，日　日昏，呕吐不食，健忘语塞。心病在神志，或在血脉，在窍为舌，心气衰，则舌强不语。心俞为心之背俞穴，有疏通经络、调理气血、养心安神、宁心定志之功。主治心痛、心悸、失眠、咳嗽、健忘等症。《灵枢·九针十二原》曰："偏风半身不遂，心气乱恍惚，心中风，偃卧不得倾侧，汗出唇赤，狂走发痫，心胸闷乱，心俞主之。"《灵枢·邪客篇》曰："故本输者，皆因其气之虚实徐疾以取之，是谓因冲而泻，因衰而补，如是者邪气得去……"《针灸甲乙经》中载有心俞穴主"寒热心痛，循循然，与背相引而痛"。由上述可知，心俞为历代医家治心胸脏腑病症之要穴。程老总结多年临床经验发现，针刺心俞不仅可以调节心脏功能紊乱，改善心肌供血，纠正心律失常，恢复缺血心肌的功能效果显著，而且具有取穴简便、见效快、疗效稳定，能明显缩短病程，解除临床症状，在内外妇儿各科病症治疗中应用广泛。

2. 肝俞

肝俞穴，首见于《灵枢·背腧》，属足太阳膀胱经，是肝脏的背俞穴，意指肝脏的水湿风气由此外输膀胱经，别名肝念，位于第9胸椎棘突下旁开1.5寸。解剖：皮肤—皮下组织—斜方肌—背阔肌—竖脊肌。浅层分布第9、10胸神经后支的皮支及其伴随动、静脉;深层分布副神经、胸背神经,第9、10胸神经后支的肌支及其相应肋间后动脉背侧支分支。肝俞是肝脏之气输注于背部的特定穴,与肝脏有直接的联系,具有反映肝的虚实盛衰并调节其功能的作用,古籍中对肝俞主治肝脏疾病有相应的记载。如《千金方》:肝俞主"积聚病痛"、"两胁急痛"。《针灸甲乙经》:"肝胀者,肝俞主之……"

程氏认为,肝为将军之官,性刚烈,善暴怒横逆,肝俞穴长于疏肝理气,临床上运用肝俞治疗失眠及情志疾病有良效;肝藏血,开窍于目。肝中风,头晕目眩,目盲不可以视,血虚补肝阴,血燥泻肝阳,临床中灵活运用肝俞穴,可治疗目疾及血虚诸证,如《玉龙歌》曰:"肝家血少目昏花,宜补肝俞力便加";肝主筋,人之运动皆由于筋力,男子七八肝气衰,筋软不能动。肝为罢极之本,动作劳甚伤其本,引起肝风内动,而致半身不遂,"诸暴强直皆属于风"、"诸风掉眩皆属于肝",肝俞又可用治筋脉挛急,《针灸甲乙经》则曰:"痉、筋痛息、互引,肝俞主之。"

程氏结合多年临床工作经验总结,肝俞既能治疗肝病,又能治疗与肝有关的目疾、筋脉挛急等病;又因其内应肝脏,又是治肝病的重要腧穴,取之可理气疏肝,行气止痛,益肝降火,清肝退热,补肝明目,通络利咽。主治癫狂、胁肋痛、胃脘痛、目疾、黄疸等。

3. 脾俞

脾为谏议之官,为足太阳之会,人体气血生化之源。脾居中央通于土气,以灌四旁,为胃行其津液,内洒陈于五脏六腑,外输四肢百骸,充肤热肉,开窍于口,连舌、散舌下。凡四肢不用,或四肢无力,不能坐起者,是脾败而然。脾阳上升,则化气;肺气下降,则生血。因脾虚以致气血亏损者,非从后天施治不为功。可见人之生命必资水谷之精气,洒陈六腑而气至,和调于五脏而血生,所以《内经》云:"安谷则昌,绝谷则亡。"脾为生痰之源,脾虚生痰,痰浊上蒙清窍,则见头昏头重,睡眠过多,精神不振,甚至神志恍惚,记忆力减退;痰浊痹阻胸膜,则见胸闷不舒,脘痞腹胀;痰浊留与筋骨皮肉,则见四肢倦怠,活动明显减少。脾俞是脾的背俞穴,在背部第 11 胸椎棘突下,旁开 1.5 寸。是脾经经气输注于背部之处,与脾有内外相应的联系,健脾利湿、和胃降逆,可治疗相对应的脏腑病;本穴又归属于足太阳膀胱经,除可用于治疗背痛等局部病证外,还是治疗脾胃疾病的要穴,现代形态学研究表明,"脾俞"和胃的传入神经节段在 L1～L2 处密集性重叠会聚,与内脏传出神经交感链和交脊联系点的体表投影关系十分密切,具有调整消化道的功能,善于治疗脾胃疾患如腹胀、腹泻、痢疾、泄泻、黄疸、呕吐、纳呆、便血、水肿等。

4. 肺俞

肺俞穴是足太阳膀胱经的重要穴位,是人体的特定穴之一。它不仅作为肺脏气血在背部的反映点,在临床治疗和研究中应用广泛,也是目前研究针灸调节肺脏功能的常用穴位。它可以反映肺脏气血的盛衰,而且可以通过其经络系统,对肺脏气血起调节作用,损有余而补不足,使人体气血阴阳维持动态的平衡状态。肺为相傅之官,五脏中位置最高,乃五脏之华盖,津液之代源,专司呼吸,为气之本也。肺俞穴,在五脏背俞穴中亦位居华盖之高。《古法新解会元针灸学》言:"人背脊在第三椎下两旁是肺俞,关系全身之气脉,前对两乳间膻中,宗气之所出,其肺系于第三椎节,其脊髓通下,直上贯于脑。肺气关系一身之脉,通脑,是为主要之台柱。"司一身之气道,足太阳膀胱经气所发,太阳流周身皮表之阳气,肺主周身之皮毛,百病之始生,必先于皮毛,邪中之则腠理开,入客于孙络,留而不去,传入大络,再不去传入经脉。故将肺俞列为治虚劳,劳伤之要穴。

5. 肾俞

人之一身,阴常不足,阳常有余。况节欲皆少,过欲皆多,精血既亏,相火必旺。火旺则阴愈消,而劳瘵作。宜常补其阴,使阴与阳齐,则水能制火,而水生火降,身强体壮。《素问·上古大真论》云:"女子七岁,肾气盛,齿更发长,……四七,筋骨坚,发长极,身体盛壮,……七七任脉虚,太冲脉衰少,天癸竭,地道不通,故形坏而无子也。丈夫八岁,肾气实,发长齿更,……四八筋骨隆盛,肌肉满壮,……八八天癸竭,精少,肾藏衰,形体皆极,则齿发去。"这里明确提出了肾气主宰着人体的生、长、壮、老、已,肾气的盛衰决定着骨的强健与衰弱;隋代巢元方在《诸病源候论·虚劳候》中云:"肾居下焦,主腰脚,其气荣润骨髓,今肾虚受风寒,故令膝冷也。久不也,则脚酸痛弱。"肾为先天之本,在体合骨,主骨藏精,肾精在骨的发生、成长及退化的演变中具有重要作用,各种原因导致的肾气、肾阴、肾阳的不足,均可影响骨髓和精血之化源,精血不足,则生髓不及,骨髓失养,而发生骨髓脆弱。由于肾精的滋养和推动,骨由娇嫩变成熟、强健;程氏临证过程中尤其重视运用肾俞穴,肾俞穴作为肾之背俞,是肾之精气聚集之处,为补肾之要穴。不但可以治疗与其相应的脏腑病证,也可用于治疗与五脏相关的五官九窍、皮肉筋骨等病证,现代医学研究表明针刺肾俞能调节性激素水平,进而调节下丘脑—垂体—肾上腺轴的功能低下,从而使肾俞穴的临床应用范围得以拓展。

6.膈俞

膈俞穴出自《灵枢·背俞》,文曰:"在七焦之间,夹脊相去三寸所,按其所应在中而痛解,乃其俞也。"膈俞为足太阳膀胱经背部俞穴,在背中,当第7胸椎棘突下,旁开1.5寸;背俞穴之一;别名七焦之间。《会元针灸学》云:"膈俞者……即横膈之所系于背,膈者过也,足太阳之所过,故名膈俞。"说明其内应横膈,横膈自此系于背,又主膈肌之病,故而命名为膈俞。膈俞,内应横膈膜,而为之俞,故名"膈俞"。《类经图翼》亦曰:"谷气由膈达于上焦,化精微为血之处,故曰血会。"故膈俞又为八会之血会穴,为血气聚会之处,属四花穴,程氏认为膈俞穴可用于治疗与心肝肺有关之血证和胸膈、胁肋病,如各种原因所致的咳血、吐血、呕血;心脉痹阻之心绞痛、心肌梗死;心血瘀阻之心悸气喘;气血不足之头晕目眩等。具有补血养血、活血化瘀功能。此外,膈俞为血之会,泻膈俞之热,可使血分之热得清。"治风先治血,血行风自灭",因此,膈俞穴对血液系统疾病、出血性疾患等有很好的调理治疗作用。膈俞能补气养血,利膈平逆,其功能补之则补养阴血,摄血止血,强壮筋脉,泻之则调血活血,祛瘀生新,宽胸理气,通络止痛。《针灸甲乙经》:"凄凄振寒数欠伸,膈俞主之。""背痛恶寒,脊强……膈俞主之。"足太阳经脉,经别,经筋的循行和分布都经过本穴,因此足太阳经为邪所侵的痹痛等都属本穴的治疗范围。文献记载膈俞穴对潮热、盗汗、四肢怠惰、饮食不下、胸满胁胀、胃脘痛、呃逆、呕吐、背痛、脊强、嗜卧、气喘、咳嗽、吐血等均有调治作用。现代医学研究表明,针刺膈俞穴能改善血瘀证患者血液流变学情况,从而说明其确有良好的活血化瘀作用。程氏运用膈俞穴针刺治疗慢性荨麻疹、银屑病等皮肤病疗效显著;对于膈肌痉挛、血液病、心血管疾病、肿瘤、偏头痛、中风后遗症、肋间神经痛、血管性痴呆、急性乳腺炎针刺效果显著。

第四节 从"知为针者信其左"谈押手的重要作用

《难经·七十八难》云："知为针者信其左,不知为针者信其右。"可见针灸学中对"押手"在针刺临床操作过程中的重要作用及价值认识由来已久。通常来讲"押手"多指左手,"刺手"多指右手,在实际的临床工作中,医师往往更重视刺手而忽略押手,《灵枢·九针十二原》云："刺之要,气至而有效,效之信,若风之吹云。"程氏在针灸临床实践中,非常重视"押手"在临床操作中的运用。他认为刺法固然重要,然"刺手"只有在"押手"的密切配合下,才能取得良好的临床效果,也才能算得上是一次真正完整的针刺操作。程氏运用"押手"的经验及作用,可以体现在以下几个方面。

1. 准确取穴,保护针具,减少进针痛感

程氏认为,针刺治病,其效之要:一在辨证准,二在选穴精,三在手法适当,而针刺手法为毫针治病取效之关键。疗效与取穴的准确与否密切相关,而要使取穴准确,"押手"是关键。《灵枢·邪客》指出："左手执骨,右手循之。"这里的"执骨"就是指确定并固定穴位,准确取穴。治疗某些疾病,需要选用阿是穴或阳性反应点等作为针刺点,需用押手循、切、按,根据押手的感觉及患者的感觉探求最佳的针刺点,即为寻穴,这在治疗软组织疾病中应用更为广泛。人体的绝大多数穴位均有其各自的解剖特点,穴位取定之后,可用押手按压所定穴局部,细心体会触摸穴位深层解剖结构,以了解筋脉之软硬粗细、气血来去盛衰、肌肉之厚薄层次,做到针前心中明了,以便更好地施行针法。如:阳陵泉在腓骨小头前下方;列缺在桡骨茎突上方;尺泽在肘横纹中,肱二头肌腱桡侧缘;太渊在掌后腕横纹桡侧端,桡动脉的桡侧凹陷中等。这些穴位的准确定位,只有通过"押手"循按、分理等的直观感应,才能获得。《灵枢·九针十二原》说:"右主推之,左持而御之。"这里的"持而御之"即指左手挟持针身以保护针具,使"刺手"持针操作时,针身有所依靠,不致摇晃弯曲。《标幽赋》指出:"左手重而多按,欲令气散,右手轻而徐入,不痛之因。"这里的"左手重而多按"是指的"押手"在准确定位后,在穴位周围重按,以分散患者的注意力,使患者精神放松,减少心理恐惧,此外"多按"可使穴位暴露,并可避免刺入肌腱、血管、神经、骨骼等而造成损伤。然后,左手挟持着针身下端,使针尖露出 1~2 分,与右手同时用力快速将针刺入皮肤,这样就使患者在不知不觉中将针刺入了穴位,从而大大减少了患者的痛苦和心理紧张情绪,分散患者的注意力,既减轻疼痛,又便于针刺。

2.疏导经气,易于得气

针法娴熟的医师在针刺操作过程中能运用"刺手"和"押手"的密切配合调气和运气,达到疏导和催动经气、使之易于得气的效果。通过刺手行针的同时,配合押手手指按前或按后的操作,调节和控制针刺感应向一定方向扩散和传导,使针刺感应趋向和到达病痛部位,以提高针刺疗效。进针之前用左手揣揉按压穴位及其所属经脉,或进针后左手循摄穴位相关的经脉,可激发经气,从而迅速获得针感。当发现左手指下有如动脉搏动样感觉或穴位周围有肌肉抽动,跳动等现象,即为气至的征象。此感觉只有通过押手的细细体会才能觉察。正如《难经·七十八难》所说："其气之来,如动脉之状。"程氏在临床上非常强调"气至病所",这样才能"气至而有效","气速至而速效"。而要达到"气至病所",则更需要准确地使用"押手"。《金针赋》中指出,"欲气上行,将针右捻;欲气下行,将针左捻","按之在前,使气在后;按之在后,使气在前,运气走至疼痛之所"。具体操作为:欲让经气向上行达病所,则应用左手切按在穴位的下方,使气不能下行。同时配合右手持针催气,则经气就会向上循运,直达病所。相反,欲使经气下行,则切按在穴位的上方,使气下行至病所。如胁肋痛取支沟、阳陵泉,左手拇指或食指分别切按在支沟和阳陵泉的下方,右手持针,针尖向上刺入,行一定的手法,使经气传达胁肋部,则胁肋疼痛当即可解。

3."押手""刺手"相互配合补虚泻实

"补虚泻实"是针灸治疗的总原则,补泻手法贯穿于从进针到出针的整个过程中。针刺的常用补泻手法,无论是单式的捻转、提插、迎随、徐疾、开阖等补泻手法,还是复式的烧山火、透天凉、子午捣臼、龙虎交战等补泻手法,其操作均是通过押手配合,协助而完成的。

针刺出针时补泻方法的实施,如补泻手法中的"徐疾补泻""开阖补泻"等,主要是通过押手对针孔的扪按快、慢来协调完成的。徐疾补泻,即如《素问·针解》中道:"徐而疾则实者,徐出针而疾按之;疾而徐则虚者,疾出针而徐按之。"开阖补泻,《素问·刺志论》云:"入实者,左手开针孔也,入虚者,左手闭针孔也。"体现押手操作这一作用的主要是"开阖补泻"法。《素问》王冰注中亦云:"实者左手开针空以泻之,虚者左手闭针空以补之也。"对实证患者用泻法时,出针后不扣按针孔以泻实;对虚证患者用补法时,出针后扣按针孔,勿使气散而补虚。

4. 几种常用的押手手法

(1)揣摸。以手指反复触摸腧穴部位,根据局部的骨性标志、肌腱、肌肉纹理及动脉搏动等情况以确定穴位。《针灸大成》释此法为"揣而寻之"。

(2)按压。以拇指或示指按压腧穴或其上下,询问患者有无酸、麻、胀、痛反应,或察知局部有无结节、包块及条索状物,或用以暂时阻滞经气,引导气至病所。

(3)爪切。以拇指或示指的指甲或指尖切压腧穴局部以宣散局部气血,减轻进针时的疼痛,或引导准确进针。

(4)弹努。以拇指勾住中指,使中指搏击穴位,或以示指叠交于中指,令示指弹击穴位,以激发经气,使腧穴局部经气隆盛。

(5)循摄。循,指将示、中、环指3指平直,以3指掌面于穴位上下抚摩,使气血循经而来,此法多用于针后不得气之患者;摄,指以拇指指甲于穴位上下循经切按,用于邪气阻滞、经气不行者。循摄两法多同时应用。

以上的这些过程,充分说明了"押手"在临床操作中的重要性。其作用毫不逊于"刺手",有时甚至还超过"刺手"。针刺治疗过程中押手操作的作用不可忽视。我们在针刺治病过程中,不仅要重视刺手操作,还要注重押手操作,左右手密切配合,充分发挥刺手和押手的作用,更大程度地提高针刺疗效。"知为针者信其左,不知为针者信其右"的古训早已阐明了这一点。

毫针进针操作是针刺治疗的最关键环节之一,看似简单实则极难,若进针操作水平很低,即使辨证诊断、处方配穴等完全正确,其临床疗效亦绝不可能最佳,即"疗效具有很大差异",需要我们在临床工作中细细揣摩,不断提高。

第五节 "四总穴歌"临证新释

【原文】

肚腹三里留,腰背委中求,头项寻列缺,面口合谷收。

【程注】

足三里、委中、列缺、合谷四穴是历代公认的人体四大要穴,可用于治疗全身诸痛,尤其是对头面、五官、腰背、胃腹等病证疗效极佳,并常有特效。

1. 足三里

此穴是足阳明胃经的合穴,胃之下合穴,而胃经本属土,阳经之合穴又属土,故足三里穴为土经中的土穴,是治疗脾胃病的主穴,统治一切脾胃疾患及上中下三焦疾患,所以古人将其列入"四总穴歌"中,"肚腹三里留",临床上凡肚腹胃肠诸疾必取足三里。足三里穴的治疗范围相当广泛,为强壮保健要穴,起到健脾和胃,扶正培元,调和气血,通经活络的作用;可用于治疗心悸、乳痈、水肿、脚气、下肢痹痛诸证;另有足阳明经别"上通于心",取足三里以健脾化湿、泻胃热而治疗阳明胃火扰心或痰蒙清窍所致的癫狂;脾胃为后天之本,气血生化之源,阳明经多气多血,故取足阳明胃经"合"穴足三里健脾胃、补气血,扶正培元以增强体质,用于治疗大病、久病之后气血亏虚所致虚劳羸瘦。临床中常配伍中脘、内关、公孙等穴,用于治疗消化不良、胃脘痛、恶心呕吐等;配伍天枢、上巨虚以治疗急慢性泄泻、便秘、痢疾等;配伍环跳、风市、阳陵泉、悬钟治疗下肢功能障碍、麻木、疼痛等。足三里穴位的定位如图5-1、图5-2所示。

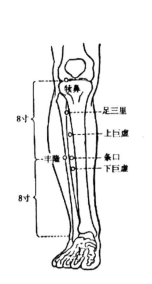

图5-1 足三里穴的准确定位

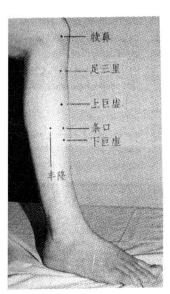

图5-2 足三里穴位位置图

2.委中

此穴是足太阳膀胱经之合穴；膀胱下合穴。主治腰背痛，下肢痿痹；腹痛，急性吐泻；小便不利，遗尿；丹毒等。"腰背委中求"，腰、骶、腘部与下肢乃足太阳经脉循行所过，委中是本经"合"穴，调理气血作用较强。针灸临床中腰背痛可分内、外伤及虚实两大类。虚证以局部取穴（脱法）为主；实证以循经远部取穴（通法）为主，故此"腰背委中求"之腰背痛以实证最宜，刺委中可疏调膀胱经气、通经活络，以治疗腰痛、髋关节屈伸不利、腘筋拘急、下肢痿痹、癫疾反折等。用三棱针点刺腘静脉出血，属"实则泻之"。如虚证当慎用。此处针刺不宜过快、过强、过深，以免损伤血管和神经。临床上常用于配伍尺泽点刺出血，以治疗急性呕吐、泄泻；配肾俞、大肠俞、腰阳关治疗腰脊痛；配环跳阳陵泉、足三里、三阴交、悬钟治下肢疼痛、麻木不遂等。委中穴的定位如图 5-3、图 5-4所示。

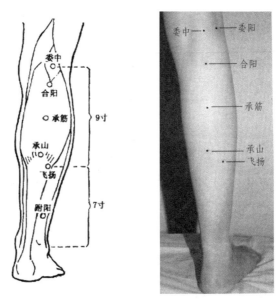

图 5-3　委中穴的准确定位　图 5-4　委中穴穴位位置图

3. 列缺

列缺是八脉交会穴（通于任脉）及手太阴肺经络穴，别走手阳明大肠经，表里配偶，一穴二经，贯通阴阳之气，上头项，治头面颈项部疾病；肺主皮毛，外邪侵袭必先肌表，致血液滞涩，进而导致伤风、头项强痛，常取列缺疏风解表，对风寒外邪侵袭所致的头痛、颈项痛疗效卓著，即"头项寻列缺"。又列缺为八脉交会穴，与照海相合于肺系、喉咙，故可配伍用治咳嗽气喘、咽喉肿痛，尤对咽干而痛者效好。另临床上常用原络配穴，列缺为肺经络穴，通于手阳明经,手阳明之脉"上颈,贯颊,入下齿中,还出挟口交人中,左之右,右之左,上挟鼻孔",合谷配列缺对头面疼痛口眼歪斜、齿痛效更显,列缺因兼通表里二经阴阳之气,故虚实二证均治,实泻虚补可灸。列缺穴的定位如图5－5、图5－6所示。

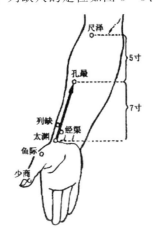

图5－5　列缺穴的准确定位

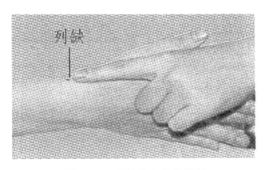

图5－6　列缺穴穴位位置图

4.合谷

合谷为手阳明大肠经原穴,具有疏风开郁、清热泻火、消肿止痛之功。《灵枢·经脉》云："大肠手阳明之脉，……出合谷两骨之间，……络肺，下膈，属大肠。其支者，从缺盆上颈，贯颊，入下齿中，还出挟口，交人中，左之右，右之左，上挟鼻孔。"经络所过，主治所及。正如《玉龙经》载合谷"治头面、耳目、鼻颊、口齿诸疾"。合谷穴治疗头痛、目赤肿痛、鼻出血、齿痛、口眼歪斜、耳聋等头面唇齿五官诸疾有奇效，为临床治疗头面的常用穴；另《针灸大成》云："多汗先泻合谷，次补复溜；少汗先补合谷，次泻复溜。"因手阳明大肠经与手太阴肺经相表里，肺主表，主外感邪气在表诸疾，合谷为阳明经原穴，故可取之疏风解表、调和营卫治疗热病、无汗、多汗等表证，《拦江赋》云："无汗更将合谷补，复溜穴泻好施针，倘若汗多流不绝，合谷收补效如神。"合谷为手阳明大肠经原穴，可取之调理肠腑而治疗腹痛，便秘；合谷与太冲，称"四关穴"。一为阳经代表性原穴，一为阴经代表性原穴，二穴同用，可通关启闭，开窍醒神，对于闭证、癫痫、癔病；肝阳上亢之头痛眩晕、失眠均可取之。阳明经多气多血，合谷为其原气所发，刺之善于行气活血，通经止痛，治疗经闭、滞产、诸痛证等。现代动物实验证明合谷有明显的抗感染作用，针之可使白细胞计数总数增多，淋巴细胞相对减少；对血管的紧张度有调节作用，对高血压患者，可使血压下降；对休克患者血压下降者，针刺之可使血压升高。对胃液分泌也有明显调节作用。合谷对内分泌系统也有影响，并且是针麻手术的重要穴。本穴因针感较强，即便用泻法，手法也不宜过重，且留针时间也不宜过长。孕妇禁针。合谷穴的定位如图 5-7、图 5-8 所示。

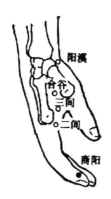

图 5-7　合谷穴的准确定位

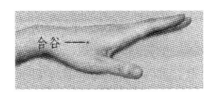

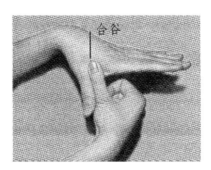

图 5-8　合谷穴穴位位置图

附录

程子俊生平事略

程子俊,1921年2月出生于江南程氏针灸世家,为江南程氏针灸流派第四代传人。

1937年—1942年,在常州西横街程氏针灸诊所随父亲程培莲学习中医针灸。

1942年—1947年,在西横街私人诊所开业行医。

1948年—1949年,赴上海广西路随祖父程金和跟师学习中医针灸。

1949年—1952年,在西横街和父亲程培莲、兄长程志桂合作私人诊所开业行医。经过祖父、父亲及上海中医界前辈高超医术的言传身教及耳濡目染,全面系统地继承了江南程氏针灸流派的学术观点、学术主张和特色技术。

1952年—1956年,与同仁共创常州钟楼联合诊所,在全面继承程氏家传"蜻蜓点水针法"及针灸秘穴"环中穴""前悬钟穴"等特色技巧的基础上,不断创新、改良,并将之发扬光大,初步奠定了程氏第四代传人的地位。

1956年—1959年,任职于常州机关公费门诊部中医科。同时承担常州"西学中"及常州卫校的针灸学教学工作。在此期间，1956年在江苏省中医学校第一期师资班学习并结业。1957年赴南通市启东县(现启东市)农村巡回教学。

1959年—1969年，于常州市第一人民医院针灸科工作。

1969年—1979年，下放至溧水县，期间曾先后担任东屏、共和及涣戈等公社医院院长。

1979年—1980年，任溧水五七农大医训班讲师。

1980年，调回常州市中医医院工作至今。

1982年协助医院举办三期全省针灸培训班。

1991年程子鋆教授被确定为第一批全国500名老中医药专家学术经验继承工作指导老师，先后收常州市中医医院针灸科张鑫海、奚向东、陈章妹、张建明、朱俊等为程氏针灸学术继承人，并成立国家级名医工作室，将程氏针灸进一步发扬光大。

2013年获江苏省医师终身荣誉奖。

参考文献

［1］（唐）王冰 注.黄帝内经［M］.北京：中医古籍出版社，2003.

［2］（汉）张仲景.伤寒论［M］.北京：人民卫生出版社，2005.

［3］（晋）针灸甲乙经［M］.北京：科学技术文献出版社，2010.

［4］（清）李学川.针灸逢源［M］.北京：中国医药科技出版社，2012.

［5］王雪苔.中国医学百科全书·针灸学［M］.上海：上海科学技术出版社，1989.

［6］石学敏.针灸学［M］.北京：中国中医药出版社，2002.

［7］王华，杜元灏.针灸学［M］.第 3 版.北京：中国中医药出版社，2012.

［8］国家中医药管理局.中医病证诊断疗效标准［M］.南京：南京大学出版社，1994.

［9］沈雪勇.经络腧穴学［M］.第 2 版.北京：中国中医药出版社，2007.

［10］赵吉平，王燕平.针灸特定穴：理论与临床［M］.第 2 版.北京：科学技术文献出版社，2005.

［11］韦贵康.中医筋伤学［M］.上海：上海科学技术出版社，1997.

［12］杜元灏.针灸处方学［M］.南京：江苏科学技术出版社，2004.